朝日新聞記者
佐藤 陽　畑川剛毅

看取りのプロに学ぶ
幸せな逝《ゆ》き方

朝日新聞出版

まえがき

人はみな、例外なく死を迎える。でも日本では、自分や家族の死や終末期のことを語るのは、何となくタブー視されてきた。学校や家庭内で、語られることはそんなに多くないだろう。

私（佐藤、53歳）は、こうした状況を少しずつでも改善していきたいと思い、２０００年ごろから断続的に、終末期医療や尊厳死、安楽死、リビングウイル（生前に発効する遺言書）などの取材を続けてきた。２０１３～16年には、横浜総局の同僚たちと「迫る２０２５ショック」という超高齢社会をテーマにした長期連載を続け、『日本で老いて死ぬということ』（朝日新聞出版）として書籍化することができた。読者の関心は高く、おかげさまで4刷を重ねた。この『看取《みと》りのプロに学ぶ　幸せな逝き方』は、その続編ともいえる本である。

本書は、２０１８年4月から、朝日新聞土曜別刷り「be」で連載中の「それぞれの最終楽章」（朝日新聞デジタルの医療サイト・アピタル用に加筆した２０１８年4月15日～２０２０年3月8日掲載分）を書籍化したものだ。一言で言うと「様々な看取りのケース集」である。医師や看護師、介護職員はもちろん、音楽療法士や看取り士、病院の牧師といったこれまであまり登場してこなかった専門職の方々にも、経験した患者・利用者の看取りの事例について語ってもらった。本人はもちろん、家族の葛藤や決断、専門職の思いなども、詳しく描写している。紹介したケースは、全部で80を超えた。そのバラエティーさでいえば、類書に決して劣らないと自負している。

詳しくは、本書を読み進めてほしいのだが、取材していて改めて、人の最期は千差万別であると感じた。家族や親族に温かく看取られ亡くなる人もいれば、天涯孤独で唯一のつながりが訪問看護師だったというケースもある。子ども5人を残し、若くして亡くなったお母さんもいた。本来ならそれぞれのケースをもっともっと書ける深みがある。それだけに、一つのエピソードを読むだけでも、心に響くものがたくさんあると思う。興味のありそうな項目だけ、ピックアップして読むのも一つの方法だと思う。

お伝えしておきたいことがある。「看取り」というのは、最期の「点」ではない、ということである。決して医師や看護師らに臨終の場に立ち会ってもらい、死亡診断書を書いてもらう、ということではない。「どこから」と明示するのは難しいが、「医療では治すのが難しい」となった時点から、始まるのだと思う。いや、もしかすると「健康な今」から始まっているのかもしれない。終末期の選択には、その人がそれまで培ってきた人生観や価値観が反映されるからだ。つまり看取りとは、「点」ではなく「線」なのではないだろうか。

人生の終末期の選択について考える「もしバナゲーム」というカードゲームがある。「恋バナ（恋愛の話）」よろしく、「もしものための話し合い」という意味のネーミングだ。以前取材したとき、私自身も実際にやってみた。「余命半年」と宣告されたら何を優先して生きるか、「誰かの役に立つ」「痛みがない」などと書かれた36枚のカードから、自分の優先するものを選んでいく。悩んだ末、優先するカードとして選んだのが、「ユーモアを持ち続ける」だった。これまでの人生の中で、私は、家庭でも外でも「ユーモアや笑い」を大事にしてきた。「人生の最期も、しかめっ面じゃなく、笑って終わりたい」と思ったからだ。

でも、これは1年後、5年後には変わっているかもしれない。揺れ動いていいのだと思う。それが人間らしい。そんな揺れるプロセスにも、この本が少しでも役立つのならば、本望である。

なお、登場人物の肩書・年齢は、新聞（アピタル）掲載当時のままにさせていただいた。

最後に、時に議論をしながら一緒に取材を続けてくれた先輩記者、畑川剛毅さんに深くお礼を言いたい。畑川さんのサポートがなければ、この連載は続かなかった。また、「それぞれの最終楽章」の企画立ち上げの際に支援してくれたbe編集長（当時）の山本晴美さん、私たち二人の原稿に根気よくつき合ってくれた冨田悦央デスク（当時）と諸麦美紀デスクに感謝を述べたい。さらに、親身になって本書の企画を進めてくれた朝日新聞出版の三宮博信さんに深くお礼を申し上げたい。そして、時に私が取材で行き詰まったときに、話を聴いて励ましてくれた妻・美和にも、感謝とともにこの本を捧げたい。


朝日新聞be編集部「それぞれの最終楽章」取材班　佐藤陽

目次

まえがき……………佐藤 陽 1

1章 自宅で、地域社会で老いて、死ぬということ 13

在宅医療…………佐々木淳さん 14

（1）最後の仕事から3日、穏やかな旅立ち 14
（2）100歳の母、「老衰と決めつけないで」 16
（3）幸せな最期、高齢者住宅という「住まい」で 18
（4）患者の願いをかなえるため、在宅医に必要な「友人関係」 20
（5）102歳に教わった「医療よりケア」の大切さ 22
（6）穏やかな看取りを実現する、3つの条件 25

訪問看護師とともに…………岩本ゆりさん 28

（1）人は自分の死ぬ時を選ぶ　28
（2）自ら選んだ「最期の場所」　31
（3）子どもの腕に抱かれて亡くなる　33
（4）入院を拒否して、夫と過ごした最後の誕生日　36
（5）「今が天使の時間なの？」、患者の言葉に泣きじゃくった私　38
助け合いの町で……………花戸貴司さん　41
（1）高齢化「先進地」のにぎやかな旅立ち　41
（2）元気に長生きするための「きょういく・きょうよう」　44
（3）日常の中に死がある　46
（4）家族の余命と向き合う時　後悔せず見送る方法　49
（5）死を語り合う、生活を邪魔しない医療へ　51
（6）お互いさまで培う「きずな貯金」　53
離島に学ぶ……………坂東瑠美さん　56
（1）おばぁが見抜く「亡くなる予兆」　56

(2)「最期は自宅で」、島一丸で病院から移送 60
(3)島に伝わる大往生のかたち 62
(4)お騒がせのおっちゃんが残してくれたもの 64
(5)家族6人を看取ったおばぁの最期 67
(6)「夫婦は一つ」、最期まで貫く 69
(7)あの世への旅立ちは畳の上から 72

2章　老いて病を得るということ

75

がん看護の現場で……………田村恵子さん 76
(1)酒と仕事に生き切った大工の棟梁 76
(2)「治療をやめたら死んでしまう」というがん患者の思い 82
(3)36歳、ステージ4の胃がんと言われて結婚 85
(4)治療、病院への不満を抱えたがん患者 90
(5)がんになったら、「最期の迎え方」を真剣に考えて 93

（6）がんの苦しみと「深い持続的な鎮静」 96
（7）「死ぬのはこわい」患者さんに伝えたいこと 101

認知症病棟から……………細井尚人さん 103
（1）「居場所」と「死に場所」を提供 103
（2）介護の制度が壁になることも 106
（3）食事拒む認知症女性、症状か、死に向かう意志か 108
（4）認知症患者の「延命治療」と向き合う 111
（5）「動ける認知症」男性が精神科病棟でかなえた最後の希望 113
（6）家族の「点滴くらい…」は患者の負担になる 116

口から食べたい……………飯田良平さん 119
（1）米寿で「口から食べた」ケーキの喜び 119
（2）ガーゼで味わった「数口」のコーヒー 122
（3）がんで舌失っても、外食でお肉を楽しむ 127
（4）神経難病でも、嚥下フレンチを3世代で 130

（5）思い出深い「数口のカツオ」　133
（6）「最期まできれいで尊厳のある口」を支援　136

特別編Ⅰ　救命現場の悩み……………山崎元靖さん　138

1　延命拒否なのに蘇生処置　138
2　透析拒否のはずが…一転、了承　140
3　最期の40分、人生会議に参加　142
4　「引き算の医療」してみたけれど　144
5　むなしく増える「看取り搬送」　146
6　かかりつけ医と「人生会議」を　148

3章　老齢期を施設で過ごすということ　151

平穏死……………石飛幸三さん　152
（1）まるで「誤嚥性肺炎製造工場」　152

(2)認知症の人にも、本人が思い描く最期がある 155
(3)「一分一秒でも長く生きて」は家族の執着 157
(4)「もっと生きて」「もう十分」、揺れる子どもの心 160
(5)「あの世」はオカルト? 家族の慰め、安らぎのために 163

特養で……………小山輝幸さん 166

(1)人が集う、特養の魅力とは 166
(2)看取りのイメージ持てるように、大切な家族への情報提供 169
(3)入居者、家族の「胃ろう」への意向は変わる 172
(4)亡くなる時刻も自分で決めた人 175
(5)最期までどう生きるか、「達生」計画を立てる 178
(6)小さな子を祖父母の看取りに参加させる 180
(7)施設での看取りを支える「地域の力」 182

団地で支える……………菅原健介さん 185

(1)「プールへ行きたい」、最期まで貫いた希望 185

(2)なぜか憎めない超わがままな元数学講師 188
(3)「俳句は私の人生よ」認知症女性が最期まで詠んだ日常 191
(4)8時間歩き続けた認知症男性が本当に行きたかったところ 195
(5)「もう歩けない」から、5カ月後にはスタスタ自力歩行 198
(6)なぜ団地での介護を選んだのか? 202

4章 死の不安を和らげ、穏やかに看取るということ

207

音楽療法……………佐藤由美子さん 208
(1)歌で取り戻した父娘のつながり 208
(2)波瀾万丈の人生、懐かしの歌で振り返る 211
(3)夫婦結び続けた賛美歌と信仰 214
(4)大好きな演歌で妻に「さよなら」 216
(5)運命受け入れ、夢に挑戦 218
(6)言葉で言えぬこと、音楽で表現 221

抱きしめて看取る……柴田久美子さん 224
(1)小学校6年生での父の看取り体験 224
(2)「わがまま」な男性が本当の看取り士にしてくれた 227
(3)親子間のわだかまり解かした看取り 229
(4)「もう一人の家族」という言葉に込められた思い 232
(5)薬でごまかさず「生き切って死にな」 235
(6)「ママは魔法使いになる」、5人の子を残す死を受け入れて 239
病院の牧師として……藤井理恵さん 242
(1)がんが肺に転移、片脚切断、極限状態の患者を支えた言葉 242
(2)「沈んでいく、引き上げてくれぇ」、末期がん患者の叫び 245
(3)富も地位も名誉もはぎ取られる、最期の空しさを埋めるもの 247
(4)裏社会で生きた罪は赦されますか？ 250
(5)「天国から子どもを見守る」と、死への恐怖を受け入れる 252
(6)「死ねる薬欲しい」、絶望した患者が見つけた生きる価値 255

（7）「祈りは人前での排泄」、恥ずかしがった女性は死を前に…… 257
（8）生きている、それだけで意味がある 259

特別編2 看取りの作法……日下部明彦さん 262

1 「急変の可能性」は禁句 262
2 死亡診断書は最大限丁寧に 264
3 死期の予測こそ医師の務め 266
4 最期の意思、「セリフ集」で推定 268

あとがき……畑川剛毅 270

1章 自宅で、地域社会で老いて、死ぬということ

この章では、主に自宅や地域社会を舞台にした「物語」が紹介されている。まず、首都圏で10を超える在宅医療クリニックを運営する佐々木淳さん。訪問診療で約3000人を看取《みと》ってきた中から、印象的なケースを紹介している。一方、滋賀県の山間地で診療所を運営する花戸貴司医師は「助け合いの町で」という視点で、都会にない地域のつながりが生きた事例を語る。訪問看護師の岩本ゆりさんは「患者さんは、旅立つときを選んでいる」という切り口で、ケースを紹介した。沖縄の離島で介護施設を運営する保健師の坂東瑠美さんは、島一丸になっておじぃ、おばぁの「あの世への旅立ちは畳の上から」という思いを支える温かさを中心に描いている。

在宅医療

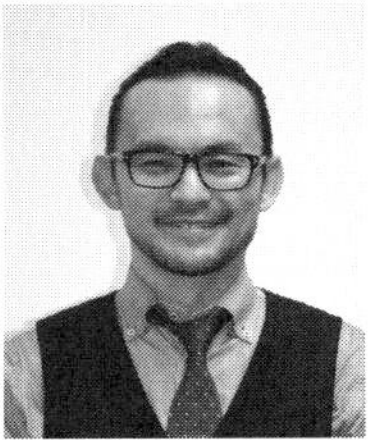

悠翔会理事長（在宅医）
佐々木淳さん
１９７３年生まれ。首都圏で15の在宅医療クリニックを運営する。専門家を招いた勉強会「在宅医療カレッジ」を定期的に開く。東南アジアにも頻繁に足を運び講演などを行う。

（1）最後の仕事から3日、穏やかな旅立ち

家族らに囲まれ自宅で過ごし、自分らしい最期を迎えたい――。そう願う人たちを支えるのが在宅医療です。私が担当した患者さんのケースを、紹介していきます。

まず、57歳で肝細胞がんで亡くなった男性です。仕事は、フリーのシステムエンジニアでした。東京都内の少し古めのマンションに住んでいました。最初の訪問診療で部屋に入った瞬間、「自分たちで小さな幸せを築いているなあ」という雰囲気が伝わってきました。ご家族は、奥さん、高

校生の息子さん二人、そしてワンちゃんでした。

男性は、病院で積極的な治療を続けましたが、がんが肝臓全体に広がり余命数カ月と宣告され、本人の意思で家に帰ることを決めたのです。最初の訪問のとき、男性はこう言いました。「今、請け負っている仕事だけはやり終えたい」。強い意思を感じました。

一方で、不安や恐怖も抱えているな、と感じる場面が2回ありました。私の手を握り目をしばらく閉じました。目を開けると「ありがとう」と言って、手を離しました。

そんな中、「最後の仕事」に取り組みました。亡くなる10日ほど前、奥さんに、こう静かに語ったそうです。「モノを創っている人は面白い。そういう人の手助けをするのが一番楽しいよ」。そして、ついにやり遂げます。マンションの緊急時用電源確保のためのソーラーシステムの仕事だったそうです。3日後、家族や友人に囲まれ旅立ちました。

この男性のように、「病気は治らないけど、生活や人生はあきらめなくていい」と気づくことが、「穏やかな看取り」を実現する条件の一つだと思います。我々の仕事は、その気づきの機会をつくるとともに、適切な緩和《かんわ》医療を提供することです。

在宅医療は「命をつなぐ医療」です。本人が亡くなっても、その命は家族につながっていきます。様々な苦悩や喜びを共有するからです。「死を想うときにこそ、人は『生』の重みと喜びを実感するのですね」。亡くなった後の奥さんの言葉に、それは凝縮《ぎょうしゅく》されています。

【在宅医療とは】
・病気や加齢で通院が難しくなった患者の自宅や介護施設を訪問し、医師が診療するスタイル
・がんなどのケースでは、薬で痛みやだるさを和らげる「緩和医療」を提供する
・訪問診療や往診をする医師のことを「在宅医」と呼ぶ
・訪問看護師や訪問薬剤師も

（2）100歳の母、「老衰と決めつけないで」

人生の最終段階をどう過ごすかは、本人だけで決められないこともあります。母親（享年102）と一緒に暮らす娘さん（76）が、意思決定の主役になったケースを紹介します。

お母さんは、独身の娘さんと30年以上、二人きりで暮らしました。脳梗塞《こうそく》などで入退院を繰り返していましたが、主治医の勧めで在宅医療に移りました。初回の訪問時、お母さんはほぼ寝たきりで、食事や水分もほんの少ししかとれていませんでした。このまま看取りのステージに入っても、おかしくないケースでした。

でも娘さんの考えは違いました。「老衰と決めつけないでほしい。母には、もっと元気になってほしい」と強い口調で話しました。結局、娘さんの意向もあり、点滴をすることにしました。しか

し、これまで入退院を繰り返してきたお母さんの血管は弱っていて、点滴の管《くだ》を入れてもすぐにもれてしまいました。やむなく、皮膚から点滴を入れる「皮下輸液」という方法をとりましたが、こちらも皮膚が炎症を起こして、腫《は》れてしまいました。

ほかの選択肢としては、胃に穴を開けチューブで栄養剤を入れる「胃ろう」があります。でも、娘さんは胃ろうに否定的な考えをもっていました。結局鎖骨下の静脈から管で栄養を入れる「中心静脈栄養（ＩＶＨ）」という方法で、高濃度の栄養を入れることになりました。

１００歳という超高齢者へのこうした治療は、「延命治療」と考える人もいます。でも娘さんのお母さんへの気持ちを考えると、「回復できないという現実」を受け入れてもらう時間が必要だと思ったのです。もちろん、「本人が明らかにつらそう」という状況であれば、娘さんに考え直してもらったと思いますが、お母さんは時々持ち直されていて、医学的にも妥当だと判断しました。

訪問を始め2年ほど過ぎたころから、娘さんの態度が徐々に変わり始めました。自分から「（母は）やっぱり老衰ですかねえ」と言うことが増えてきました。あるとき、「先生にお茶をお出しして」と言うお母さんの姿をみて、「やっぱりお母さんだわ」と涙を流しました。たまにお母さんが見せる「元気な姿」が娘さんの気持ちを支えました。

お母さんはほとんど言葉を発しませんでしたが、「娘のために生きている」という気持ちはあったと思います。亡くなる直前、娘さんが「私一人でどうやって生きていけばいいの？」と声をかけると、「まっすぐ生きていくのよ」とはっきり言ったそうです。そして訪問を始め3年半後、自宅で静かに旅立ちました。

愛情と絆《きずな》が強かった唯一の肉親を失い、とてもせつなくつらい思いをされたでしょう。しかし娘さんは今、中断していたカルチャースクール講師の仕事を再開しています。このように前向きになれたのも、時間をかけて「母親の死」を受け入れられたからではないでしょうか。

【延命治療とは】

・回復の見込みがなく、死期が迫っている患者への生命維持のための医療行為を指す
・具体的には、人工呼吸器の装着、心臓マッサージや昇圧剤投与による心肺機能の維持、水分や栄養の点滴などがある
・「いつまでが救命で、いつからが延命か」の線引きは難しい

(3) 幸せな最期、高齢者住宅という「住まい」で

在宅というのは、いわゆる自宅だけではありません。「サービス付き高齢者向け住宅(サ高《こう》住《じゅう》)」で最後の5カ月弱を過ごして旅立った国分トシさん(享年87)のケースを紹介します。

2014年に胃がんの手術をし、膵臓《すいぞう》や胆嚢《たんのう》なども摘出しました。退院後、福島県の自宅に帰りましたが、長男は他界し、その妻と孫しかいなかったため、東京都内に住む長女操さん(62)のそ

ばに行くことを決断します。15年5月1日、操さんの自宅近くのサ高住に入りました。

トシさんは、当時の様子や心境を日記に残しています。以下、日記を引用しながら話を進めます。

5月1日「私の人生最後のゴールに楽園を用意してくれた娘夫婦に感謝の日々を過ごしている」

木のぬくもりあふれる温かな雰囲気。家族が自由に出入りでき、みんなでたわいもない話で笑い合える。スタッフも、家族のように接してくれる。トシさんにとって、まさに「住まい」だったのでしょう。

5月22日「幼稚園の遠足、天候に恵まれてよかったね」

トシさんには、二人のひ孫さんがいて、いつもベッドの周りをグルグル回っていました。サ高住内の駄菓子屋でお菓子を買って、二人にプレゼントするのが喜びでした。

7月17日「納豆巻きおいしかったなー（今までのごちそうよりも）」

最期まで食べることを楽しみました。亡くなる3週間前、大好きなラーメンも食べました。麺1、2本しか食べられませんでしたが、「おいしい」と満面の笑みだったそうです。

7月20日（佐々木医師診療の日）「とてもやさしく、若い先生。やせた身体に驚いたのか、私の手を握ってくれた。なぐさめるように」

数日後、ご家族には余命が1カ月半～3カ月とお伝えしました。ショックを受けていましたが、徐々に覚悟を決めていかれたようでした。ご本人やご家族と話し合い、「延命治療はしない。口から食べられる分だけにする」という方針を決めました。

7月31日「操さん、おたんじょうびおめでとう。今日までありがとう。感謝の一言です」これを最後に、トシさんの日記は途切れています。操さんは、こう話していました。「母は、短い期間だったが、たくさん笑い、たくさんの人に囲まれ、楽しく過ごした」

私が在宅医療でトシさんに関わったのは、最後の2カ月だけでした。私に「なかなか（天国に呼ばれる）順番が回ってこなくて……」とこぼしたこともありました。でも、操さんの言葉を聞いて、幸せな最期だったのだと安心しました。「住まい」は自宅だけではない。改めてそう思いました。

【サービス付き高齢者向け住宅】

- 主な入居対象は60歳以上と要介護認定を受けた60歳未満。民間事業者などによって運営される
- 安否確認と生活相談が義務づけられているが、介護サービスは外部事業者などと別途契約
- 特別養護老人ホームなどに比べ、生活の自由度が高い

（4）患者の願いをかなえるため、在宅医に必要な「友人関係」

在宅医は、あるときは患者さんから、「医師」ではなく「友人」に近い関係を求められることも

あります。今回紹介する86歳で亡くなった東京都内の女性も、そうでした。

結婚されていましたが、お子さんはおらず、ご主人とお母さんで同居していました。毎年夏に2カ月、3人で軽井沢に行くのが、何よりの楽しみでした。しかし、お母さんとご主人が相次いで亡くなり、数年間は一人で軽井沢に行っていました。

私は2012年1月から、彼女を診るようになりました。最初から「延命治療はしない」と明言していて、入院が大嫌いな方でした。

15年春ごろ、心筋梗塞と思われる症状が出ました。病院に行くように勧めましたが、本人は拒否しました。「今年も軽井沢行きたいでしょう? そのためにも検査しましょうよ」と説得し、何とか病院に行ってもらいました。やはり心筋梗塞の診断でしばらく入院し、酸素を補う機械をつけて退院しました。

夏、軽井沢に行く時期になりました。でも在宅酸素療法の機械をつけているので、一人では行けません。だれもいないので、私が同行することにしました。酸素の測定器と心臓の超音波装置、強心剤をかばんに入れ、一緒に新幹線に乗ったのです。

現地に着くと軽井沢の病院に行き、在宅酸素の管理を頼みました。彼女をホテルに送り酸素の機械を設定し、心臓のエコー検査を済ませると、「じゃあ楽しんで下さいね」と言って、軽井沢を後にしました。

しばらくすると、「先生、寂しいから来て」と連絡がありました。患者さんにそう言われたら、断れません。今度は、彼女と一緒に食事をし、一泊して帰ってきました。「この調子だったら、来年も行けますね！」。私がそう言うと、うれしそうなお顔をされていました。でも、東京に戻り、冬になると徐々に食事がとれなくなってきました。普段ならいやがる点滴治療も受けましたが、状態は改善しませんでした。

軽井沢旅行のほかに、もう一つ彼女の「願い」に寄り添ったことがあります。お墓づくりです。お母さんとご主人のお骨は、自宅にあったのです。彼女に頼まれ、何度かお墓を一緒に見に行きました。そしてお墓の引き渡しを済ませた直後、彼女は旅立ちました。現役時代はある分野で実績を残された方ですが、お墓づくりが彼女にとって「最後の仕事」だったのでしょう。

「最後の軽井沢旅行」と「お墓づくり」。この二つの願いを実現するお手伝いをできたことは、大きな喜びでした。限られた命とわかったとき、患者さんの願いをかなえるために環境を整えることも、在宅医の役目の一つだと、私は思っています。

（5）１０２歳に教わった「医療よりケア」の大切さ

今回紹介する方は、1世紀以上を生き抜き、今もお元気な男性（１０２）です。東京都内の有料老人ホームに、奥さん（99）と仲良く暮らしています。実は2カ月ほど前に、いったん「看取り」段階に入られた方でした。

私は2017年春からご夫婦を訪問診療しています。2018年初め、腸閉塞《へいそく》と、吐いた物による誤嚥《ごえん》性肺炎（のみ込みの際に間違って飲食物や細菌が気管に入ることで起こる）のため入院しました。腸閉塞は治癒しましたが、肺炎はなかなか良くなりません。主治医は「これ以上やれることはありません。どうしますか？」と家族に尋ねました。お子さんたちは「父は母と暮らしたがっています」と退院を願い出ました。

病院から私への引き継ぎは、こうでした。「入院中は全く食事や水分がとれず、言葉も全く出ない。ホームへ搬送中に急変の可能性もある」。看護師の記録にも「認知力低下のため、本人理解できず」と書かれていました。

退院しホームに戻った日、私は彼に会いに行きました。「お帰りなさい」と声をかけると、「ありがとう」と、絞り出すような、でもしっかりした声で答えました。

「俺は死にに帰ってきたわけじゃない」。彼の目は、そう語っているように見えました。

「お疲れですよね。具合はどうですか？」

「大丈夫です」

「きっと、おなかがすいてますよね？」

「はい、食べたいです」

「もう入院させたりしませんから。しっかり元気になりましょうね」

彼は強くうなずき、少し涙ぐみました。

病院で食事に手をつけなかったのは、認知症とされ十分に説明をしなかった専門職への無言の抵抗、いわば「ハンガーストライキ」だったのかもしれません。物言わぬ患者に、きっちり肺炎治療に取り組み、看取り前提の退院につないでくれた病院側の対応には感謝でいっぱいです。ただ一点だけ、言葉を発しないことが一つの意思表示かもしれない、ということに気づいてほしかった。もちろん病院の急性期治療の現場が多忙であることは、よくわかります。スタッフ個人は悪くありません。組織として、そうならないようほんの少しでも工夫してもらえたら、と思います。

退院当日から、彼はゼリー食を食べることができました。すぐに「ゼリーはまずい」と言うようになり、ほどなく通常食に戻りました。それも味が薄いというので、ご家族に「店屋物をとってもいいですよ」と伝えました。4月初旬には、せんべいをぽりぽり食べながら、お茶を飲んで「もっと熱いのがいい」。そんな彼を見て、ホームの看護師さんと、看取りケアをいったん卒業することを決めました。

このケースで、ポイントは二つあります。まず、関係者全員で「入院して病気が改善しないなら、ホームに帰る」と意思統一していたことです。もし病院にそのままいたら、回復することはなかったでしょう。

もう一点は、高齢者にとって、生活空間と人間関係が大切だ、ということです。いつもそばには、大好きな奥さんがいる。お子さんたちも交代で顔を出す。ホームのスタッフも、じっくり話を聴いてくれる。

医療の充実よりも、ケアの充実がより良い結果をもたらすことがある。この男性から、改めてそう教わりました。

（6）穏やかな看取りを実現する、3つの条件

5回にわたり、私が担当した（している）患者さんのケースを紹介してきました。みなさん、それぞれお感じになったことがあったかと思います。私は、これまで約3000人の方々の最期に関わってきました。最後に、そこから見えてきた「穏やかな看取り」を実現するために必要なことについて、お伝えします。

まずその前に、そもそも「看取り」とは何でしょうか？　それは決して、患者さんの臨終の場に立ち会い、死亡診断書を書くということではないと思います。たとえ病気が治らず、近い将来、死が訪れることが避けられないとしても、最期までその人らしく生きられるよう援助することが、看取りなのです。

さて、こうした看取りを実現するための条件は、次の3つではないでしょうか。

①「治せない」という現実を受容する、
②最期まで生活や人生をあきらめない、
③緩和医療・支持療法は確実に、です。

①は、穏やかな看取りの大前提になります。そのために必要なのが、医師や看護師らとの見通しの共有です。現在の状態はどうで、これからどんな経過をたどるのか。それに対し、どんな選択肢があるのか。本人や家族、医療者や介護職で何度も話し合い、どこで医療を「卒業」するのかを決めます。元気なうちから「人生の最期をどう過ごしたいのか」を考え、大切な人たちと話し合っておくことも大切です。

②は、一見①と矛盾するようですが、そうではありません。初回に紹介した肝細胞がんの57歳男性のケースを思い出して下さい。余命数カ月と言われ、「今の仕事だけはやり終えたい」と明言されました。亡くなる3日前に見事仕事を仕上げ、旅立ちました。がんで体は弱っていきますが、環境さえ整えれば人生はあきらめなくていいのです。そしてその生き方は、かけがえのない財産として、家族に伝わっていきます。

③の「緩和医療」は、がんなどによる苦痛を、主に薬を使い和らげることです。「支持療法」は、患者さんに寄り添い、心のつらさを和らげることです。これは必ずしも医療者が適任であるとは限りません。「わかってくれる誰かがいる」ということが一番大切なのだと思います。

そして人間、最終的に大事になるのは、日ごろからの「社会とのつながり」でしょう。信頼できる友人をどれだけ持てるか、地域でどんな役割を持てるか。同居家族がいても、孤独を感じる高齢者はいます。

約30万人を対象にした調査で、寿命に良い影響を与える要因として、「つながりがある」が、「たばこを吸わない」よりも影響力が強かったのです。例えば、（3）で紹介したサービス付き高齢者向け住宅では、定期的に駄菓子屋を開いていて、そこに来た子どもたちと利用者さんが「多世代交流」しています。利用者さんは、子どもたちに昔の遊びや勉強を教えるなど役割を持つことができ、精神的なやすらぎも得られます。

私が担当する患者さんは、自宅や高齢者住宅などにいる「在宅」の方々です。ただ、日本では病院で約8割が亡くなっており、自宅や介護施設で亡くなる方は約2割に過ぎません。

もちろん、在宅ですべてがうまくいくわけではありません。ただ、我々医療者と患者さん、ご家族が、お互いの価値観にふれながら、高め合っていく。私自身、患者さんやご家族から、多くのことを学びました。これからも、患者さんの穏やかな看取りを支援しながら、自分自身も成長してゆきたいと思います。（構成・佐藤陽）

訪問看護師とともに

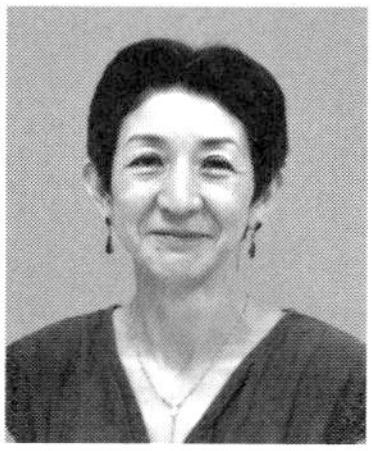

楽患ナース訪問看護ステーション所長
岩本ゆりさん
1972年、神奈川県生まれ。東大病院で緩和ケアに携わった後、NPO法人楽患ねっと設立、医療コーディネーターに。2010年に訪問看護ステーションを立ち上げた。

(1) 人は自分の死ぬ時を選ぶ

私は訪問看護師として活動しています。これまで東京都足立区にある訪問看護ステーションのスタッフとともに、在宅患者のケアをして、200人以上の方々を看取ってきました。その中で感じるのは「人は自分の死ぬ時を選ぶ」「最期にそばにいる人を選ぶ」ということです。そんなことを感じたケースを紹介していきたいと思います。

田口毅さん(享年85)には、3人の息子さんがいました。奥さまは数年前にがんで亡くなられました。末期の前立腺がんが骨などに転移し入院していましたが、病院での治療手段がなくなり在宅に移行しました。元々は、別の病院に転院するまでの経過措置の予定でした。しかし結局、最期まで約9カ月在宅で過ごしました。

２０１８年6月から、訪問看護を始めました。しばらくは普通に食事をし、穏やかな時を過ごされていました。毎日夕方になると、自転車で近くの西新井大師總持寺に眠る奥さまのお墓参りに行くのが日課でした。

現役時代は、夫婦で銭湯を経営し、ほとんど休みなく夜中まで働いたといいます。「女房には苦労をかけたのに、生きているうちは何もしてあげられなかった。これが仕事みたいなもんだ」。体調が悪くても、自転車を押しながらお墓に通っていました。

仲の良い家族でした。3人の息子さんには「家のことは何事も相談して決めなさい。兄弟仲良く暮らしなさい」と口癖のように繰り返していました。毅さんは、あまりきょうだいとうまくいかず、子どもたちには仲良く暮らしてほしい、という強い思いがあったようです。「長男だから銭湯を継げ」といったことも、言わなかったといいます。

その教えを息子さんたちは、忠実に守っていました。大きな治療方針だけでなく、私たちが訪問看護に向かう回数についても、必ずメールなどで話し合い、3人の総意で決めていました。ほかのお宅では、長男ら「キーパーソン」が一人で決めることが多いのですが。

年が明けると、毅さんの体調が急速に悪くなります。骨転移の痛みが激しくなり、寝ている時間が多くなってきました。そこで再入院して放射線治療を受けるか、痛みを和らげる治療をするかなどの話し合いを始めました。すると毅さんは「入院は絶対いやだ」「自宅で過ごしたい」「妻のそばにいたい」と言いました。

息子さん3人でどうするか話し合いました。意見は割れましたが、最終的に父親の意思を尊重し、そのまま在宅でみることに決めました。夜、息子さんに自宅のお風呂に入れてもらうのが、何よりの楽しみでした。

2月には、痛みがますます激しくなり、ほとんど動けなくなります。我慢強い方でした。「痛い？」と聞いても、「大丈夫」と答えました。私の訪問は、週2～3回から、毎日になっていました。

毅さんの意識がもうろうとしてきた2月中旬、孫6人を含む家族みんなで過ごす時間をつくり、息子さん3人が交代で泊まり込みました。火曜に長男、水曜は三男、木曜は次男、というように。多忙でなかなか会いにくることができなかった三男とも一緒に過ごせて、毅さんも喜んでいました。

そして2月22日の朝5時ごろ、子どもたちに見守られ、旅立ちました。毅さんは、息子さんたちと穏やかに過ごした後、3人そろって見送れるときを選んで、旅立たれたのではないでしょうか。今は、毎日通った西新井大師のお墓の中で、奥さまと一緒に、息子さんたちを見守り、こう語りかけていると思います。

「いつまでも3人仲良くな」

（2）自ら選んだ「最期の場所」

今回紹介する方は、最期まで自分らしい生き方を貫いた男性Fさん（享年80）です。肺がんで大学病院に通院していたのですが、それ以上の治療は難しく、介護の相談窓口である「地域包括支援センター」を通じ、私どものステーションに訪問看護の依頼があったのです。

2016年6月、初めてご自宅を訪問すると、いわゆる「せんべいぶとん」に寝たFさんがいました。ふとんは敷きっぱなしで、全く動いた形跡がありませんでした。まずは介護ベッドを入れ、ヘルパーの手配をしました。

奥さんは数年前に亡くなっていて、40代の二人の息子さんがいました。同居する長男が主に介護を担い、近くに住む次男が時々手伝いに来ていました。2階で長男が、1階でご本人が寝ていました。

病状の進行で、トイレへ歩いていくのが徐々に難しくなっていきます。長男が、ベッドそばのポータブルトイレを使うように何度説得しても、「俺はトイレに歩いていく」と聞き入れませんでした。

夜中もトイレに歩いては転倒を繰り返し、体中に内出血が増えていきました。長男はドスンという父親の転ぶ音を聞けば1階に駆けつける、という生活を続けていました。睡眠もあまりとれない状態でした。

ベッドから起き上がることも難しくなったFさんは、ようやくポータブルトイレを使うようになりました。最初は順調でしたが、徐々にそれも難しくなります。座り損ねて、しりもちをつくようになったのです。夜中でも、長男はそのたびに体を起こしに1階まで下りていきました。

秋になり、長男の仕事がかき入れ時になると同時に、Fさんの体調も悪化します。食事の世話からふとんの掛け直しまで全介助が必要となり、長男にも限界が近づいていました。それまですしなどを食べていたのですが、だんだんのみ込む機能が落ち、食べられなくなりました。全身のむくみも、ひどくなっていました。

Fさんの体調の立て直しと、長男の一時的な休息（レスパイト）を兼ねて、「前から申し込んでいた緩和ケア病棟に入院してほしい」と、本人に頼みました。でも、本人は頑として首を縦に振ってくれません。普段は介護を手伝うことができないご次男も、お兄さまの生活を考えて、「短期間でいいから入院してくれないか」と父親を説得しました。1週間ほどして、やっと本人も「体調を良くするためなら、しょうがない」と許可を出し、入院の運びとなりました。

そして入院する当日の10月20日。朝9時前、介護タクシーの会社の方から、訪問看護ステーションに電話が入りました。「いま、お迎えに来たのですが、体調が悪くタクシーに乗せられる状態ではありません」。急いで訪問すると、呼吸は今にも止まりそうです。すぐに次男に連絡をとりました。

一緒にいた長男も「昨晩までは変わりがなかった。今朝は準備に追われていたので気づかなかった」。次男が到着した直後、Ｆさんは静かに息を引き取りました。「どうしても入院したくなかったんだね」。息子さんたちは、しみじみ話されていました。Ｆさんは現役時代、海浜公園の警備のため、ずっと船に乗っていたそうです。「最後の最後まで父らしく、好きなことをして生きられたのだから、これで良かったんじゃないか」。お二人は、そうつぶやきました。

その言葉を聞きながら、私もうなずいていました。Ｆさんは、きっと「最期の場所」を自分で選んだのだと思います。

（3）子どもの腕に抱かれて亡くなる

ご家族の腕の中で抱かれて旅立つ。そのような幸せな最期を迎えられる方は、多くはありません。そんな女性Ｉさん（享年76）のケースを紹介します。

悪性リンパ腫で、病院に通院していましたが、治療が難しくなり２０１４年1月、在宅医療に移行しました。ご主人は10年ほど前に亡くなっていました。独身の息子さん二人と、東京都足立区内の自宅に同居していました。二人は出張が多く、家に帰ってこない日もありました。娘さんは結婚し、近くに住んでいました。

週3、4回訪問していたのですが、首の大きな腫瘍《しゅよう》が、日に日に大きくなってきました。徐々にのみ込むことが難しくなり、食事がとれなくなってきました。同時に体も弱ってきて、お風呂に入ることも難しくなってきました。

私は「ヘルパーさんを頼んだらどうですか?」と言いました。すると、「それはいや」と明確に断りました。実は彼女は元ヘルパーで、長年介護の仕事をしていたのです。地元なので結構知っているヘルパーが多く、抵抗があったのでしょう。

子どもたちにも、介護をさせたくないと考えていました。自分自身が病気のご主人を10年以上介護してきて、子どもたちに同じ思いはさせたくなかったからです。なので彼女は「動けなくなったら、病院に行く」と決めていました。

徐々に体は弱っていきました。しかし、ご本人から「そろそろ病院に行きたい」という話はいっこうに出ませんでした。

9月初旬、いつものように訪問すると、Iさんはベッドに寝たままでした。いつもはベッドに座り、私を迎えてくれるのですが、いよいよ起き上がれなくなってしまったのです。

「入院しますか?」と尋ねると、「もう少しここにいたいの。ダメかしら?」という答えが返ってきました。でも、一人で生活するのは難しい状況です。「どうしたら、家にいられると思いますか?」と私が聞くと、「娘に頼めないかな。あなたから、聞いてくれない?」と言いました。

ちょうどその日、娘さんが来られたので確認しました。すると「長い期間は難しいですけど、1週間ならやれます」と言われました。Iさんに伝えると、「良かったー」とうれしそうな顔をしました。

　翌日の土曜、娘さんは泊まる用意をして来られました。息子さん二人も、珍しくそろいました。お婿さんとお孫さんも一緒でした。私は午前中に訪問し、Ｉさんの様子を確認した後、痛みやだるさをとるための座薬を入れ、ご自宅を後にしました。

　訪問看護ステーションに戻ってしばらくすると、携帯電話が鳴りました。娘さんからでした。「たった今、私の腕の中で息を引き取りました」。娘さんはベッドに座り、お母さんを抱いていたのです。そばで息子さん二人も見守っていたそうです。子どもの腕に抱かれて亡くなるなんて、望んでもなかなかできません。

　しかも、お婿さんとお孫さんが、近くの公園に遊びに行っていたときに亡くなったというのです。Ｉさんは「孫には、悪くなっていく姿を見せたくないのよね」と話していました。望み通り、親子４人だけのときに旅立ちました。

　Ｉさんは天国で、親子４人で東京スカイツリーなどに遊びに行ったことを思い出しているかもしれません。

（4）入院を拒否して、夫と過ごした最後の誕生日

夫婦の愛は何事にも勝る。そう感じたのが、舌がんを患っていた女性Sさん（享年81）のケースです。舌の3分の2を切除し、しゃべることや口から食べることは、できませんでした。コミュニケーションは、筆談や身ぶり、表情でとっていました。子どもはおらず、1歳年下のご主人と仲良く暮らしていました。

東京都内の病院に通っていたのですが、2013年1月から訪問看護にも入ることになりました。夫婦とも九州から東京に出てきて、結婚生活を送っていました。そのため周囲に親戚はいませんでした。

ご主人は認知症の症状が出ていたので、迷惑をかけたくない、と考えていたのです。気管切開をしていて「気管カニューレ」という装置で呼吸していました。胃に穴を開け、直接チューブで栄養をいれる「胃ろう」もつけていました。

気管カニューレの洗浄やたんの吸引、胃ろうからの注入の医療的ケアをすべて自分で行いました。本人は「自分のことは自分でする。それができなくなったら入院する」と決めていたのです。

抗がん剤治療をしながらの自宅療養でしたが、体力の低下は著しく、治療の継続は難しいと感じていました。しかし、本人は「主治医の先生が治療できると言うなら治療は続ける」と言っていま

した。副作用で吐き気があり、自身は経口摂取ができない体であっても、ご主人の夕食作りを日課としていました。ご主人のためにレシピを作っていて、一部を私にもくれました。

訪問していて、うれしかったのですが困ったのは、「形見分け」と言って、高価なブローチやスカーフを私に渡そうとしたことです。「そんな大切なもの、受け取れません」とお断りすると、残念そうな表情を見せました。「岩本さんだからあげようと思っているのに」と意思表示しているように見えました。

抗がん剤治療を受けて数日後、ひどくふらつきを訴え、しりもちをついてしまいました。顔色が悪く貧血が疑われて外来を受診すると、「重度の貧血」との診断でした。抗がん剤治療の副作用でした。入院を勧められましたが、本人が「今日はどうしても帰りたい」と主張して帰宅することになったのです。

理由は、「数日後に控えている私の誕生日をどうしても家で過ごしたい」ということでした。しかし吸引も注入も、自身でするには限界の状態。家で倒れていたとしてもおかしくない状況だったのです。ご主人がいくら説得しても、Sさんは首を縦にふりません。ベッドで横になりながら、震える手でご主人に簡単に作れるレシピ集を黙々と作成し続けました。

誕生日翌日の9月30日。お会いすると、用意したケーキを前に祝ったことを、うれしそうに筆談で教えてくれました。とても幸せそうなお顔でした。そしてようやく入院の日取りを決める気持ちになったのです。救急車を呼んでそのまま入院してもいいほど体調は悪化していましたが、どうしてもそれはいやだと言います。介護タクシーを予約して、車椅子に座って病院へ向かいました。10

月8日のことでした。

「これで会うのは最後ね。ありがとう」と書いてくれ、手をふって車に乗り込む姿を、今も忘れることはできません。無事に入院できたのか心配になり、夕方病院へ電話すると、病院に着いた時には意識がもうろうとしていたとのこと。

約1カ月後、Sさんは病院で息を引き取りました。ご主人のことを心から愛し、常に考えていた女性でした。きっと「最後の誕生祝い」の思い出を抱いて、旅立ったことでしょう。

(5)「今が天使の時間なの?」、患者の言葉に泣きじゃくった私

これまで「最期のとき」「最期にそばにいる人」を自分で選んで旅立った方々を紹介してきました。最後は、私の看護師としての原点にもなった、約20年前の女性患者Tさんのケースをもとに、「幸せな看取り」について考えたいと思います。

Tさんは、私が大学病院の婦人科で働いていたときの20代後半の患者でした。子宮がんが再発し、終末期でした。20年前のことですから、まだまだ抗がん剤の副作用がきつく、嘔吐《おうと》ばかりしていました。私は病棟看護師だったのに、一緒に食事に出かけたり、買い物をしたりしました。

Tさんとは、「天使の時間」について話し合ったことがあります。亡くなる直前に、少し元気に

なるときのことを、そう呼びます。彼女は「自分が死ぬときは、『死ぬ』って知ってから死にたい」と言いました。それに対し、私は「死ぬ人は、最後に周囲の人にお礼を言うから、きっと死ぬときがわかるんじゃないかな。『天使の時間』って呼ぶのよ」と応じました。

そんな話をして3年ほどたったある日、彼女がとても気分よく起きて、私を待っていました。ひとしきり話をしたあと、彼女が私に向かってこう言ったのです。「ゆりちゃん、今が私の天使の時間なの？」。私は何も言えずに泣きじゃくり、ふとんに突っ伏してしまいました。そんな私の頭を、Tさんはゆっくりとなでてくれました。

彼女は、ご主人の待つ家に帰りたがっていました。でも、そのころは医療用麻薬を家で上手に使える医師がおらず、主治医に反対されました。看護師長にかけ合いましたが「チーム医療を乱してはいけない」とたしなめられました。

Tさんの最期は、真夜中でした。私が深夜勤の申し送りを受けた直後、彼女の部屋に行くと、モニターが乱れ、すっと逝ってしまいました。まるで私を待っていてくれたかのように。私はTさんのモニターを消した直後、一人で大泣きしました。このときは看護師としてではなく、友人として泣いていました。

Tさんと話し合った「天使の時間」。それは、彼女と私の関係性が濃かったからこそ、感じたのだと思います。濃密な関係性がなければ、周囲は「いま天使の時間だ」ということに気づきません。最期のとき、全く関わらない家族もいます。そういう家族には、天使の時間はわからないかもしれません。

もちろん、あえて「一人きりで逝く」という道を選ぶ方もいます。多くの家族に見守られて亡くなることだけが、幸せとは限りません。看取りに、正解はありません。訪問看護師として、その人らしい「幸せな最期」を紡《つむ》ぐ一員になれたら本望です。（構成・佐藤陽）

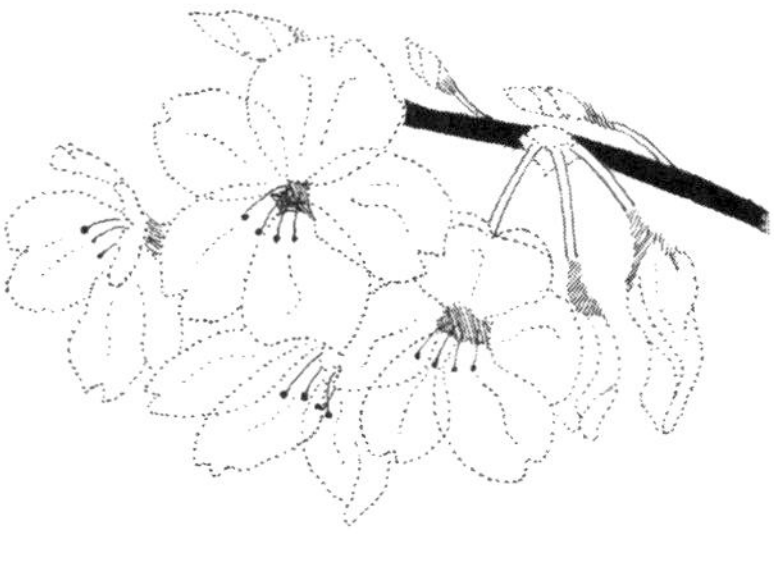

助け合いの町で

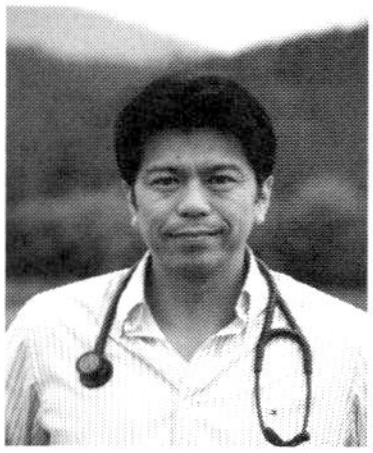

永源寺診療所長
花戸貴司さん
1970年、滋賀県生まれ。自治医科大卒。大学病院勤務などを経て、2000年から現職。著書に『最期も笑顔で』など。16年、へき地の若手医師を顕彰する第3回やぶ医者大賞受賞。

(1) 高齢化「先進地」のにぎやかな旅立ち

永源寺地区は、滋賀県東近江市の山間部にあります。高齢化率も高く、20年余り後の全国平均と同じ。遅れた「田舎」ではなく、将来の日本の姿を表す「先進地域」だと考えています。

農業に従事する人が多く、「畑仕事が生きがい」と多くのお年寄りが話します。診療の際も「ひざが痛くなってしんどいけど、畑に行けるかね」といった悩みが多いのです。昔ながらの地域のコミュニティーが色濃く残り、誰もが顔見知りで、ご近所の助け合いは当たり前。何十年も前の日本が残っています。だから、一人暮らしでがんになっても最期まで自宅で過ごせます。

勉さんは、診療所の駐車場に雪が積もると、診療待ちの間、頼まれてもいないのに雪かきをしてくれるようなお人柄で、ご近所さんに親しまれていました。年上の奥さんを自宅で看取った後は一人で暮らし、弟さんが近くに住んでいました。

78歳で胃がんの手術を受け2年たった夏、肝臓への転移が見つかりました。手術はできない状態で、余命は1年以内とみられ、抗がん剤を服用することになりました。

私は日頃から、すべての患者さんに「ご飯が食べられなくなったらどうしますか」と延命治療の希望の有無を、「人生の最終章はどこで迎えたいですか」と在宅か病院かを聞いています。永源寺地区では9割近くの人が「家にいたい」と答えます。勉さんもそうでした。

退院後、10日ほどして訪問しました。昼食と夕食は配食サービスを受け、薬は薬局から届けてもらいます。掃除や洗濯はヘルパーさんにお願いし、お風呂は自力で入れます。ご近所さんがマメに顔を出し、車でスーパーに連れていってくれます。自分の好みの食材を選ぶ買い物につきあってくれるのです。「おかげで好物の刺し身も食べられます。やっぱり、家はいいねぇ」。介護サービスではこうはいきません。

入院している時より、鎮痛剤の量は減りました。自宅にいる安心感からでしょう。病院では病気のことだけを考えることになります。自宅では、病気以外の生活があり、痛みのことばかり考えていられないということもあるでしょう。自宅で療養すると鎮痛剤の量が少なくなるケースは多いのです。

冬を迎え、だんだん食べられなくなってきました。最期が近づき、訪問診療の頻度も上がりましたが、いつ訪れても、「何かできることはないか」とご近所さんがやってきます。多い時は10人もいます。

ゴミ出しをする人、掃除をしてくれる人。「足がパンパンや」とかすれた声でいう勉さんに、交代でむくんだ足をさする人。「おばあちゃんを介護して慣れている」と、横になっている勉さんの歯磨きをしてくれる人。「なんもすることない。いるだけや」というおじいさんもいました。ご本人は談笑を聞きながら笑顔を見せています。とにかくにぎやかなのです。末期がん患者の部屋とは思えません。

3月末、縁者やご近所さんに見守られ、「最期まで家にいたい」という望みをかなえ、穏やかに旅立ちました。

【永源寺地区とは】

・2005年に合併する前の旧永源寺町。広さ181平方キロで、東京都世田谷区の3倍。5171人が住む
・診療所一つと開業医一人
・高齢化率35％。2040年の全国平均（推計）を先取りしている
・花戸さんは月に約70人を訪問診療。毎年約60人が死亡。在宅死の割合は約50％（全国平均は13％）

（2）元気に長生きするための「きょういく・きょうよう」

訪問診療でお年寄りを看取っているというと、多くの人から「元気で長生きする秘訣《ひけつ》は何ですか」と尋ねられます。これこそ、みなさんが一番知りたいことなのでしょう。もちろん答えは人それぞれでしょうが、私はいつも「きょういく」と「きょうよう」と答えます。「教育」「教養」ではありませんよ。

漢字で書けば「今日行く」と「今日用」。畑やスーパーなど「今日、行く場所」があり、農作業をする、孫の子守をするといった「今日しなければならない用事」があるか。つまり、居場所があり、生活者として必要とされる役割があるかが決定的に大事だと、永源寺地区で診療を続けながら痛感しています。

多少、ひざが痛かろうが、いつものように畑に出て、農作業をする。みなさん、家族の食材を自分で調達する役割は私が果たすという思いがあります。先日まで外来に来ていたあるおばあさんは「隣の畑の人と、あぜで話し込んでいる時間の方が長いわ」と笑いながら、少し痛むひざをさすりながら、いつものように畑にいます。外来で「先生、畑に行けるやろか」と尋ねてきたときの不安そうな顔はどこにもありません。

「きょういく」と「きょうよう」を考えるうえで、格好のご夫婦がいます。

二人そろって認知症になっても、最期まで家で暮らしたい。都市部なら介護施設に入るところでしょうが、ここは違います。

診療所から10キロ、山奥の集落で暮らす実さんは92歳。大腸がんの手術歴があって人工肛門《こうもん》をつけ、心臓にペースメーカーを入れています。妻雪江さん（84）は高血圧で2013年から1年ほど、通院していました。15年夏から雪江さんの物忘れがひどくなり、病院で認知症と診断されました。二人暮らしで介護は実さんの担当。介護拒否などもあり、その年の末に実さんを交えて関係者で会議を開きました。

妻の暴言や一人歩きなど、いわゆる周辺症状がエスカレートしてきていて「精神的に追い詰められるようになった」。さらに「頭の中で鈴がチーンチーン、鳴っている」「自分も、もの忘れが多くなって困っている」と訴えました。実さん自身も認知機能が低下してきたのです。

周囲は「施設に預けるのも仕方ないか」と思いましたが、本人は「二人で自宅で暮らしたい」と希望しました。足腰の弱ってきた実さんはデイサービスなどを使いつつ、妻の介護を続けることにしました。

2017年2月、実さんも病院の神経内科で検査を受け、認知症と診断されました。雪江さんは、認知症の検査である長谷川式スケール（30点満点）で1桁とかなり進んでいます。7月の訪問診療の際には、実さんが「思ったより、体がはよう（早く）弱くなって困ります」とこぼしました。それでも「食べられなくなっても、病院には行きたくない。二人で家にいたい」という決意は変わりません。

ご近所さんの助け合いはここでも力を発揮しています。雪江さんが一人歩きをしても「散歩に行くのを見かけた」と見守ってくれます。ある日は、雪江さんが鍋にカボチャを丸ごと入れて、隣家をピンポン。「炊いて」。普通なら「何してんの！」となるところですが、きちんと料理してくれました。また、深夜にご飯を持って「卵としょうゆがのうなった（なくなった）。貸して」。こんな時も怒らず、「ちょっと待っててね」。

近くに住む共働きの息子夫婦は朝夕顔を見せ、日中はご近所さんが見守る。まさに「ご近助」です。

農作業をするのはもう難しい状態になっている実さんの「きょういく」と「きょうよう」は、自宅という居場所があることと妻の世話です。認知症を抱えながら生活できているのは、この二つとご近助のおかげだと思います。

（3）日常の中に死がある

死が身近であるからこそ、生を感じる場面があります。そして、その生は、とても輝いてみえます。

95歳で亡くなった芳子さんは、緑内障以外は、血圧が少し高い程度でした。幼稚園児から中学生までのひ孫が同じ敷地に住み、幼いひ孫の子守も芳子さんの役割でした。かつて手芸の先生もしていて、部屋には孫につくった手まりやマフラーがありました。そして、幼いひ孫とお菓子を食べながらおしゃべりをするのでしょう、枕元には、いつも何種類かのお菓子が絶えることはありませんでした。

足の力が弱り、外出が難しくなったため、亡くなる前年の5月から月に一度の訪問診療を始めました。夫を病院で見送ったこともあり、「食べられなくなったら、だんない（もういい）わ。何もしてほしない」と延命治療を拒否する気持ちを明確にしていました。徐々に目が見えづらくなりましたが「お迎えが来《こ》おへんな」「なかなか死ねませんわ」と笑顔を見せていました。

秋から訪問入浴などの介護サービスを使い始め、冬に入る頃は、食事はゼリーやバナナが中心に。「家族の世話になるけど、ずっと家にいたい」と、自宅での最期を強く望んでいました。同居していた娘さんも「家で機嫌良くしてくれていればいいわ」と施設や病院に入ることは考えていませんでした。年明けからは1日にアメ2個と水分が少し。「死ぬことばかり考えてる」と笑っていました。

日常の中に死があり、家族も含めて死の話題を避けないで対話していると、切羽詰まった感じがなくなります。

2月に入るとほとんど食べられなくなり、22日に血圧も測れなくなりました。それでも毎日、ひ孫さんたちが枕元に集まり、にぎやかに過ごしていたそうです。25日、娘さんから「息を引き取ったようです」との連絡で駆けつけました。心臓も呼吸も止まっていることを確認し「大往生です」

と告げました。

死に化粧や着替えの時も、ひ孫さんたちは枕元にいました。「口紅をきれいに塗ってあげて。あっちでおじいちゃんが驚くようにね」。手をさすっていたひ孫は「さっきより、冷たくなってるわ」。それぞれが芳子さんの死を見つめています。そして、しばらくすると「遊んでくる！」と家の外に飛び出し、ボール遊びを始めるのです。

少し前まで一緒にお菓子を食べ、遊んでくれたひいおばあちゃんが、だんだん弱り、目が見えなくなり、ついには何も食べられなくなって、苦しまず静かに旅立っていく。目の前で展開される生老病死を見ながら、ひ孫さんたちは命のリレーを体験しています。

芳子さんの死亡診断書の死因に、私は「老衰」と書き入れました。毎年、私が看取るお年寄りの半数は老衰です。

病院の先生は、老衰と書くのをいやがります。ある時、研修医が「老衰って、どう診断するのですか」と聞いてきました。私も病院勤務の頃は「老衰と書くのは、病気が発見できなかったヤブ医者のすることだ。ちゃんとした医者なら、病名をつけろ」と教えられました。

一方で、長くその患者さんの老病死を見てきた家族やご近所さんは、私が診断書に「老衰」と書いても違和感を抱くことなく、「大往生。これは老衰だ」と納得してくれます。「老衰」は、検査で診断するのではなく、周囲の皆さんと納得することなのです。

患者さんの人生に寄り添ったかかりつけ医だからこそ、老衰と診断できるのだと思います。

(4) 家族の余命と向き合う時　後悔せず見送る方法

残された時間を悔いなく生きる。誰しも思い、願うことですが、病に対する考えは、本人と家族で違うことも多いのです。触れたくない事柄かもしれませんが、死から目を背けずに、みんなで話し合うことが大切だと思います。

3世代が住む家の主《あるじ》、徹さんに2017年春、大腸がんが見つかりました。転移はないとみられていましたが、手術中に腹膜へ転移していることが分かり、一部のがんを残さざるを得ませんでした。

家族の強い希望で、病院の主治医は「大腸がんはすべて摘出した」と本人に告げ、取り残したがんがあることは伏せました。「最善の治療を」という家族の言葉に本人も納得し、抗がん剤治療を始めました。

2018年9月、腹部の激しい痛みのため、徹さんが診療所の外来を訪れました。診察してみると、がんが再発した症状です。医学的な判断は「年内いっぱいもつかどうか」でした。「一分一秒でも長生きしてほしい。何がなんでも治療を」という息子さん(52)の希望もあり、入院することになりました。

痛みが落ち着き、いったん退院した10月下旬に訪問診療しました。「がんがまた出てきよったんか」とつぶやき、どうやら本人は再発に気づいているようです。自分に残された時間の長さを私に問いました。しかし、息子さんの希望もあり、詳しく伝えることはできません。

一般論と前置きして、がんは最後の1カ月を切るとつらい症状が出てくる。でも、それまでは畑に行けるし、好きなこともできる。「だから今のうちにやりたいことは済ませておいて」と言うと「そうか」とうれしそうな顔をして「寝込んだら静かに参らして（死なせて）ほしいから、先生頼むわ」と笑って言いました。

しかし、予想以上にがんの進行は早かったのです。11月中旬に、病院の主治医と家族に私も加わり、今後を話し合う会議を予定していました。その数日前、徹さんは急変、息を引き取りました。76歳でした。

息子さんは「こんなに早く亡くなるとは思っていなかった」と肩を落としていました。病院の主治医から病状と余命を詳しく説明されていても、父の死を具体的に思い浮かべることは、やはり難しかったようです。

ただ、徹さんは入院するまでに、独立し働いているお孫さんに会いにいったり、休日に家族全員がそろったおりに「仲良く暮らせよ」と自分の気持ちを伝えたり、すべきだと思ったことはおおかた終えていたようです。残された時間で、充実した人生の最終章を過ごしたように思います。

「少しでも長生きしてほしい」と願う家族の目は、病にだけ向けられがちで、どうしても治療が優先されることになりますし、余命の告知についても先延ばし、あるいは最後までしないことになります。それでは、最も大切な本人の気持ちが後回しになってしまいます。

病と向き合うだけでなく、その人の心と向き合う。それが、長い時を経た後に「本人は最期まで満足して生きたのだろうか」「ああいう見送り方でよかったのだろうか」と後悔しない方法のように思います。

（5）死を語り合う、生活を邪魔しない医療へ

医療で生活の邪魔をしない。私がいつも肝に銘じていることです。

診療所に赴任したのは30歳になる年の春でした。大きな病院から移り、田舎の地域にも「最高の医療を届けたい」と意気込んでいました。訪問診療で最初に出会ったのは、脊髄《せきずい》小脳変性症という神経の難病を患う昭さん。脊髄小脳変性症は歩行時にふらついたり、手が震えたり、ろれつが回らないといった症状が出ますが、すでに10年以上自宅で介護を受けながら生活していて、少し前からご飯が食べられなくなっていました。

私は「最高の医療を」と思いながら、昭さんに血液検査をしては、新しい薬を処方し、点滴していました。ところがある日、私が点滴をしていると、後ろにいた奥さんがつぶやきました。「先生、もうあかんな……」。病院では言われたことのない、医療を否定する言葉に、驚きと怒りを覚えながら振り返ると、奥さんだけでなく家族や親戚、ご近所の方々がベッドを取り囲み、昭さんを

じっと見ていました。奥さんも親戚も近所の人も、昭さんがどのように暮らし、どんなふうに衰えてきたか、昭さんの生活をまるごと把握していました。その経緯を知った上での「あかんな」でした。

湧いていた怒りは消え、病気ばかりを診ていた自分は、この場には不要な存在であるかのように感じました。

昭さんは65歳。天寿にはまだ早いという思いもあり「なんとか寿命を延ばそう」とばかり考えていました。それこそが医者の務めだと考えていたのです。

周りの人たちは、人生の幕を閉じようとしている「その人」を見ていたにもかかわらず、私は「病気」しか見ていなかったのです。今、自分が行っていることは本当に患者さんのためになっているのだろうか、医師の自己満足になってはいないだろうか。自問を始めました。

2日後、昭さんは自宅で息を引き取りました。満足して見送った家族を前に「このままではいけない、自分が変わらなければならない」。私は、心の中でそう繰り返しました。その後、「病気だけでなく、その人の人生を最期まで見続けよう。地域の人たちの思いをかなえるために自分自身が変わろう」と思うようになりました。実現するために、患者さんからたくさんの話を聴くようになりました。病気以外にも、生活、家族、これからの人生のことも互いに話すようになりました。

これからの人生のこととは、具体的には、ご飯が食べられなくなったらどうしたいか、人生の最終章をどのように迎えたいかを話すことです。死を語り合うことは決してタブーではなく、本人の希望をかなえるために必要なことだと、患者さんや家族との対話を通じて気づきました。

病気になった時、その人の生活を支えるために、医療と介護のバランスが大切だと思います。介護が必要になった時には、できるだけ医療を控え、生活を支える介護に重点をおいた方が楽に生活できます。それは決して医療をあきらめることではなく、本人の希望をかなえ、より豊かに人生を送るために必要なことです。そんな、生活を邪魔しない医療が「最高の医療」であると、今は確信しています。

（6）お互いさまで培う「きずな貯金」

２０１７年の1月、診療所のあたりにも約60センチの雪が積もりました。積雪が多い地域とはいえ何年かぶりの大雪です。しかし、いつものように子どもたちは元気にあいさつしながら登校し、診療にも支障はありませんでした。

行政に頼るだけでなく、自宅前はもちろんお隣の家の前まで除雪する。一人暮らしや老夫婦世帯にひと声かける、通学路は優先して除雪する、など雪国ならどこにでもある慣習がこの地域にも生きています。

永源寺地区の在宅医療の様子を伝えてきました。高齢となり認知症や体が不自由になっても、老夫婦だけ、あるいは一人暮らしとなっても、最期まで安心して自宅で過ごせるのは、高度な医療のせいではありません。これまで書いてきた「お互いさま」のおかげだと思っています。

読者のみなさんの中には「永源寺はうらやましい」と感じる方がいるかもしれません。でも、こうした関係は一朝一夕に出来上がるものではなく、祭りや葬儀、草刈り、用水路の清掃といった地域の行事に参加し、顔見知りが多い中で近所付き合いを続け……と、地域の中で長年にわたって関係を築き上げてきた賜物《たまもの》、財産なのです。これを、私はご近所さんと「お互いさま」を培い合う「きずな貯金」と呼んでいます。

こうした濃密な人間関係を嫌って都市部に移り住んだ人もいるでしょう。つまり、田舎ならではの煩《わずら》わしさと裏腹な関係にあるのが「お互いさま」なのです。田舎なら「きずな貯金」が果たしてくれる役割を、都市部ではお金を出してサービスを買って済ませる場面もあります。しかし当然のことながら、お金ですべてが解決できるわけではありません。

「都会では、『お互いさま』の関係なんて無理だよ」という声が聞こえてきそうですが、私は都会でも「きずな貯金」をためる方法はあると思っています。まずは、積極的に地域の活動に参加して、ご近所さんと仲良くなる方法があります。それを「今さら、そんなことできない。時間もないし、する気もない」という人でも、培ってきたさまざまな人間関係があるはずです。

子どもの頃からの友人はもとより、同じ会社に勤めたOB同士だったり、仕事で知り合った気の合う仲間だったり、あるいは趣味のサークル、同じ宗教を信じる人だったり。同じ病気で苦しんだ人たちの患者会もあるでしょう。

若い世代なら、SNSなどを駆使して、仮想的だけど濃密なつながりを構築できるかもしれません。

日々の生活の中で、こうしたつながりを意識することが「きずな貯金」を蓄える第一歩です。ぜひ多くの人とつながりましょう。都会だからこそ、田舎とは違った関係性を築けるはずです。

人口が減り、高齢化率がさらに上がる近い将来の日本で、住み慣れた場所で最期まで安心して暮らすために、人と人とのつながりの大切さを再認識し、意識的に構築する。そのために、永源寺地区から学んでもらえることがきっとあるはずです。（構成・畑川剛毅）

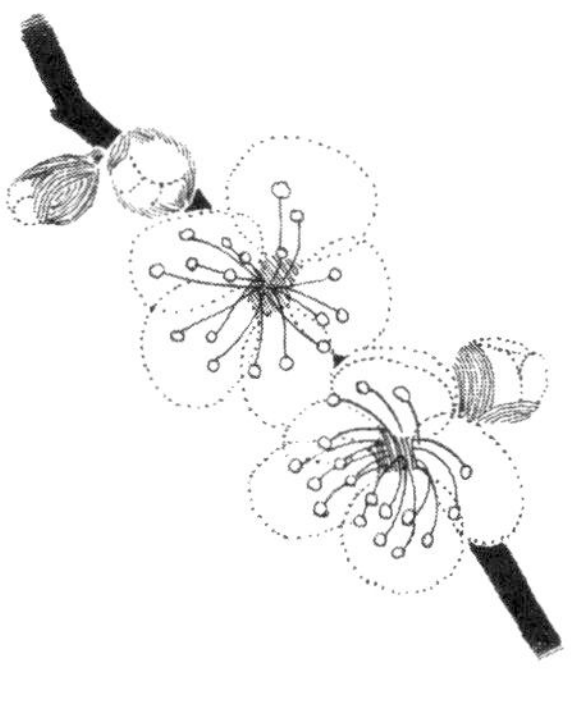

離島に学ぶ

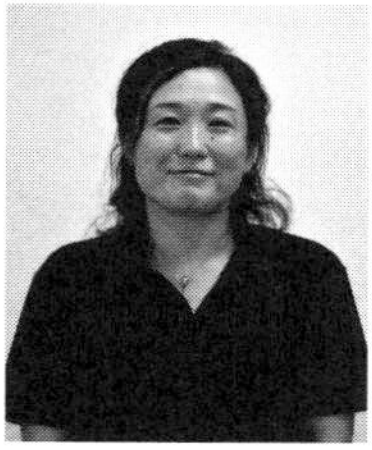

「きゅ～ぬふから舎」管理者
坂東瑠美さん
1979年、東京都生まれ。沖縄県立看護大大学院修士課程修了。病院勤務後、南大東島などで保健師として活動。2013年池間島に移住、NPO法人いけま福祉支援センター勤務。

(1) おばぁが見抜く「亡くなる予兆」

沖縄県・宮古島と橋でつながった人口約570人の池間島。面積は約3平方キロメートルで、四方はエメラルドグリーンの海に囲まれています。私はそこにある小規模多機能型の事業所「きゅ～ぬふから舎」で働いています。

「きゅ～ぬふからしゃ」は、島の言葉で「今日も楽しいね」という意味です。実際のケアや看取りは島出身のスタッフや、利用するおじぃやおばぁだけでなく島のみんなでしていて、私はそこから

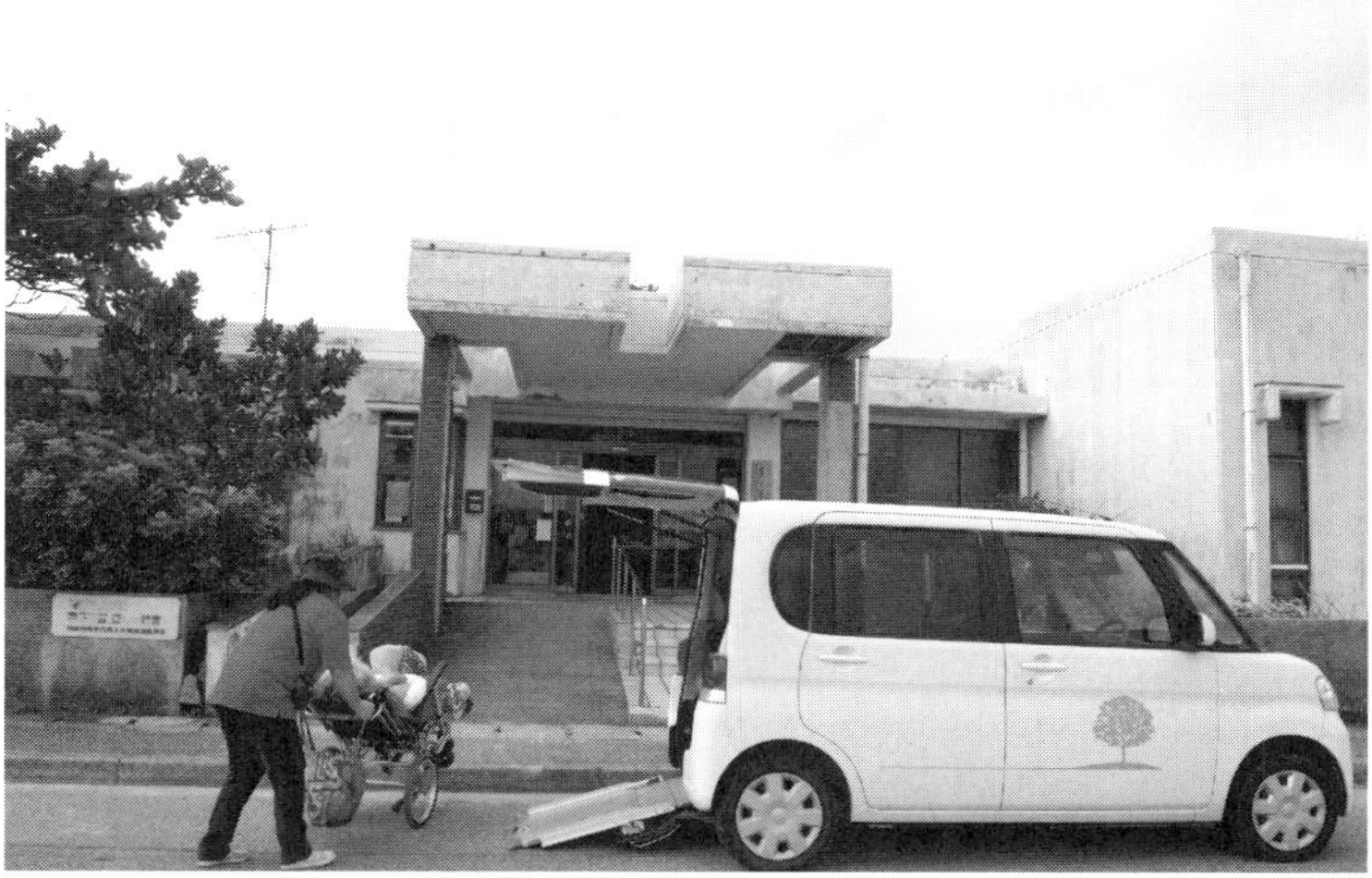

きゅ～ぬふから舎の外観

日々「学び」を得ています。そんな学びを、みなさんにお伝えしたいと思います。

まずは、２０１０年から約1年間利用した下地清一さん（享年86）です。当時私は、池間島に移住する前で、宮古島のクリニックで訪問看護師をしていました。「きゅ～ぬふから舎」を運営するNPO法人いけま福祉支援センター理事長の前《まえ》泊《どまり》博美（67）が中心になり、ケアをしていました。

清一さんには、妻と5人の子どもがいて、若いころは出稼ぎをして、家族を養っていました。知識欲が旺盛で、みんな集まっている中で、一人新聞を読むような方でした。元々強い近視だったのですが、年をとってからは緑内障や白内障になり、目はほとんど見えない状態でした。伝い歩きも難しくなり、はって移動するようになりました。

そのうちに認知症の症状が出て、悪化していきました。会話も成り立たなくなり、夜間に騒ぐようになったため、奥さんはどうしていいかわからず、自宅の部屋から出さないようにしました。

スタッフが、奥さんから「最近夫がおかしい」という話を聞き、「きゅ〜ぬふから舎」に通ってもらうことになりました。まずホールで思う存分、動いてもらうことにしました。清一さんは座ったままお尻をつけて動き、手に持った紙筒などを床にドンドンとたたきつけました。「まずは自分の気持ちを表に出させないと」とスタッフたちは考えたのです。

最初は、心を閉ざした感じでしたが、だんだん朗らかな表情になってきました。「自分を受け入れてくれた」と感じたからかもしれません。

徐々に老衰が進行してきました。11年8月のことです。清一さんはいつも通り、大好きな「きゅ〜ぬふから舎」に来ていました。すると、近くにいた大正生まれのおばぁたち数人が、口をそろえてこう言い出したのです。「この人、もう持たないよ。早く家に連れて帰りなさい」「子どもたちと親戚にすぐ連絡をとって！」

スタッフたちは耳を疑いました。清一さんの様子に変わったところは見当たりません。スタッフは、在宅医に電話で脈拍・血圧など体の状態を伝えると、「まだ大丈夫です」と言われました。1週間前にも訪問診療を受けていました。

「医師が大丈夫と言っている」と伝えても、おばぁたちは「絶対今すぐに家に帰さないとだめだ」と引き下がりません。池間島では「カマヌユーンカイヤ、ヤーヌ、タタミヌハナカラ」（あの世への旅立ちは、住み慣れた我が家の畳から）という言葉があるのです。

根負けした前泊理事長は、宮古島本島に住む娘さんに電話しました。「おばぁたちが、こう言っているので、帰ってきてくれませんか？　ごきょうだい、ご親戚にも連絡をお願いします」

昼食後、清一さんを自宅に帰しました。夕方5時ごろ、子どもや孫、親戚たちがそろいました。私も訪問看護師として、その場にいました。孫たちは階段を上り下りして、ワイワイガヤガヤしていました。

そのときです。奥さんが「おとうがおかしい」と声を上げました。みんなが、一斉にベッドサイドに集まり、清一さんを囲みました。私が血圧を測ると、確かに下がっています。30分ほどたったころでしょうか。清一さんは、スーッと穏やかに旅立ちました。

この経験は、医療に携わってきた私にとって衝撃的でした。家での自然な看取り体験を積み重ねてきたおばぁやおじぃの観察眼の方が、医療者より勝っていたのです。「看取りは決して医療者だけのものではない」と気づきました。

亡くなる予兆を表す表現として、島の人たちは、よく「耳が立つ」「首が細くなる」と言います。感覚的な表現で、「耳の力がなくなる」「首の後ろがスーッと細くなる」ということのようです。長年の体験の積み重ねから、そういう鋭い観察眼が培われてきたのでしょう。

ただそれも、戦中戦後を生き抜いてきた人までぐらいで、徐々に失われていると感じます。こうした自然に死にゆく人を見送ってきた島人《しまびと》の経験を、少しでも後世に伝えられたら、と思います。

（2）「最期は自宅で」、島一丸で病院から移送

今回ご紹介する方は、浜川豊吉さん（享年81）です。若いころは漁師として活躍した方でした。「最期は自宅の畳の上から旅立ちたい」という思いを、「きゅ〜ぬふから舎」と病院などが島一丸となって実現させました。

手足がしびれたり、細かい動きができなくなったりする難病「頸椎後縦靱帯骨化《けいついこうじゅうじんたいこっか》症」のほか、肺気腫や糖尿病を患っていて、在宅医の訪問診療を受けていました。

私たちは2008年から関わるようになりました。豊吉さんは話し好きの面白い方で、スタッフや在宅医に「（池間大橋がなかった）若いころ、宮古島まで泳いで渡って酒飲みに行ったよ」「漁師時代、イギリス船の大砲を引き揚げたよ」と武勇伝を語ってくれました。島の話をするのが好きで、特に海でのことをよく教えてもらいました。人の悪口は絶対言わない人で、いつも笑顔だった印象があります。

漁や出稼ぎで一家を支えて生きた豊吉さんは、島で暮らせることが天国だと言っていました。そんな「島愛」が強いお父さんを知っている長女は、たびたび大阪から帰省していました。

最終的には「最期は家で死にたい」と願う父を看る覚悟を決め、息子の大学進学を機に島に戻ることにしました。帰島してちょうど1年後の13年8月、豊吉さんは肺気腫が悪化し、宮古島本島の

沖縄県立宮古病院に入院。肺の水が取れたらすぐ在宅療養に戻るはずでしたが、約2週間後の夜、容体が急変したのです。

妻や長女、親戚らが駆けつけ、一晩中付き添いました。呼吸の状態も悪化、血圧低下を繰り返し、「命の灯」が何度も消えそうになる中、私は長女から「『最期は自宅で』という父との約束を守るため帰って来たのに、どうしよう」と相談されました。私は、病棟看護師長と主治医に「できる限り本人の望み通り、島に戻してあげたい。長女も妻も、移動時に亡くなっても仕方がないという覚悟で退院を希望している」と伝えました。

同時に在宅医にも現状を報告、厳しい状況での在宅移行の調整をし始めました。最終的に、病院側も了承してくれました。「島の文化」を共有する看護師長の配慮もあり、病院側も何とか家までの命を持たせたいと尽力し、朝一番での退院・在宅移行の調整を一緒にしてくれたのです。時間外の夜や早朝の調整に対応していただいた、このつながりに感謝しています。

そこからは、島一丸となっての在宅移行の開始です。朝一番に退院し家にたどり着けるよう、点滴や輸液ポンプなどはつけたままで移動することに。宮古島市社会福祉協議会は、豊吉さんを寝たまま移動させるための車を用意しました。池間大橋を越え、午前11時ごろ、無事池間島の自宅に戻ることができました。そこには在宅医が待っていて、酸素や機材の調整をしました。また、大量の酸素ボンベを宮古島の業者が集め、何度も交換してくれました。いざとなると発揮される「島の強固なつながり」を活用しました。

正午ごろ、意識が少し戻りました。長女は、豊吉さんが大好きなスイカをすりつぶし、食べさせました。「おいしい?」と聞くと、「うん」とかすかな声で答え、笑顔で涙を流しました。そして、親戚や島の人たちが代わる代わる顔を見に来て、おしゃべりをして過ごしたのです。夜は家族と過ごし、日付が変わるとすぐ、旅立ちました。

住み慣れた我が家に戻れただけでなく、意識が戻り、大好きなスイカを娘の手から食べ、家族と最後のひとときをもてた豊吉さん。自分の思いを遂げ、生き抜きました。その強い思いを実現できたのは、「島のつながり」と「医療の支え」の両方があったから、だと思います。

(3) 島に伝わる大往生のかたち

今回ご紹介する方は、與儀《よぎ》フミさん(享年94)。いわゆる老衰で大往生された方です。めいの千寿子さん(72)と島に戻り、一緒に暮らし、自宅から旅立つことができました。

両親を島外の介護施設に預け、教員をしていた千寿子さんは、両親を病院で看取りました。仕事が忙しかったとはいえ、最期は自宅に帰してあげたかった、という後悔がずっと残っていました。

フミさんは、現役時代は沖縄本島で働き、きょうだいの子たちの進学を援助するなど、物心両面で助けていたようです。千寿子さんにとっては、両親と同じような感覚だったのでしょう。

体の自由が利かなくなってきたフミさんは、宮古島本島の介護施設に生活の場を移していました。千寿子さんは「せめて人生の最期を、自分の家で少しでも心豊かに暮らせるように」と、両親の時に果たせなかった思いを、おばには果たしたいと強く思うようになりました。

ちょうど教員を定年退職した2010年春、フミさんと一緒に島で暮らし始めました。「きゅ〜ぬふから舎」のケアと、在宅医の訪問診療を受けることで、島に戻ることができたのです。

千寿子さんは、朝仕事に出かける前に、「きゅ〜ぬふから舎」のスタッフ向けに日誌をつけました。フミさんが朝食べた物や体温、体調などを記していきます。日中はスタッフが訪問時の様子などを日誌に書きます。「今日は午前中はずっと起きていましたよ」といった報告があると、千寿子さんは安心したようでした。

スタッフの一人で、隣に住む波平伊保子さん（68）も、仕事を終えた夜などに、フミさんの様子を見に来てくれました。伊保子さんが来ると、フミさんの表情もパッと明るくなりました。

老衰は徐々に進んでいきました。13年5月、いつものように夕食を食べましたが、スタッフから血圧低下などの報告を受け、すぐ自宅に行きました。在宅医に、体の状態がまた一段落ちたことを報告しつつも、家族や私たちは「そのまま家で看取る」という覚悟はできていたので、そのままの日常を過ごしました。

千寿子さんが、きょうだいに送るものを煮炊きしているときでした。ふと寝ているフミさんを見ると、息をしていません。その夜、眠ったまま旅立ったのです。

フミさんが亡くなった後、千寿子さんから手紙をいただきました。「どんなに優秀なスタッフや施設に恵まれた高度な医療・介護を受けようと、愛する家族のあたたかい手にささえられて過ごせる生活にかなうものはないのです。（中略）人生の最期も多くの皆さんに守られ安らかに人生の幕引きができ、大切な家族を多くの方々の支えで家で看取ることができたことは、悲しみの中でも一つの光明だったと今でも思っています」

島外で長年暮らしていても、島の家の畳の上から逝くことができたフミさん。両親に遂げられなかった思いを、せめておばには、と恩返しした千寿子さん。旅立つことも見送ることも、安心した日常生活の延長にあるものだ、と教わりました。「今日はこの世のごはんを食べて、明日はあの世のごはんをいただく」。島で伝えられている大往生そのものでした。

（4）お騒がせのおっちゃんが残してくれたもの

今回は私が最も印象に残っている一人、仲間利夫さん（享年75）を紹介します。若いころから自由気ままな独り者で、愛称は「おっちゃん」。脳梗塞の影響で予想もつかない行動をとることが多かったのですが、島の人たちに愛され、一生を終えました。

おっちゃんは、船の乗組員をした後、出稼ぎ労働などで65歳まで働きました。同居の姉が亡くなった後は一人暮らし。人づきあいは苦手で、好物は酒と黒糖でした。

「きゅ～ぬふから舍」との関わりは、２００８年6月、大腸がんの手術で入院した後に始まりました。1年半ほどの訪問や通所後に自立、いったん利用は終了しました。ところが14年2月、自宅で脳梗塞で倒れ、救急入院します。

その後遺症で自由に動けなくなり、認知や記憶の機能にも影響が出ました。がんの転移もありました。病院からは「意思疎通も難しく在宅生活は不可能」と言われましたが、「きゅ～ぬふから舎」を利用することで何とか島に帰せないかとの相談を受け、模索が始まりました。会いに行くと本人は「ヤーンカイ。ビューイドゥイ　バ（家に帰りたい。自分は酒に酔っているから）」と、島の方言で意思表示してきたのです。受け入れの準備を進め、倒れてからちょうど2カ月で退院にこぎつけました。

家では食事もとれ、歩けるようになりましたが、お騒がせの連続。雨でも関係なく島中を散歩、「修理」という名の家中の物の破壊。地域からは廃棄機械の提供を受け、日中は修理作業をするようになりました。明け方に近所の家をドンドンとたたいて「竜宮城に行ってきた」、しまいには早朝から行方不明になり、島中をみんなで捜したら「鳥小屋を探しに行っていた」……。ほとんど眠らず昼夜関係なく動き回ってしまうので、関わるみんなと話し合い、精神科に入院することになりました。

3カ月後、在宅再復帰に向け、隣近所の方々に相談しました。すると「うるさくなかったら、寂しくもある。入院前は疲弊したが、3カ月仕切り直したので、みんな大丈夫じゃないか」と温かいお言葉をいただいたのです。「おっちゃん担当」としてスタッフ一人を朝から夜まで充《あ》て、深夜はおいや隣近所に見守ってもらうことにしました。

おっちゃんは、島の人の温かいサポートを受け、その愛を感じたからか、少しずつ変わっていきました。散歩中に子どもたちに目を向け、自らその輪に入るようになりました。「きゅ～ぬふから舎」でも、学童保育の子どもたちと笑顔で遊ぶように。以前には考えられなかったことです。子どもたちから「おっちゃん」と呼ばれ、人気者になりました。

そして台風が近づく15年8月の夜、おいとスタッフに囲まれ旅立ちました。夏場で遺体を保つためのドライアイスが大量に必要です。ところが葬儀屋が運んでくる途中で、池間大橋が強風により閉鎖、車が通れなくなってしまいました。そこで島の人たちは、宮古島本島側の橋のたもとまで歩いて行き、ドライアイスを運んできたのです。最期までお騒がせのおっちゃんなのでした。

台風が過ぎ去り、出棺の際には一緒に遊んだ子どもたちも集まり、島のみんなでお別れしました。語りつくせぬほどのエピソードがあるおっちゃん。介護や医療の専門家だけでなく、地域の人や子どもたちも巻き込み、みんなでワイワイと介護するからこそ、家族らが過重な負担なく関われる。そんな可能性を感じさせてくれました。

いまだに思い出を語っては笑い、涙し、その一つ一つが供養となって、関わったみんなの癒やしになっていく。介護って人が亡くなったら終わりじゃない。一人ひとりの人生が周りの人たちと融合しながら次へつながっていく。そんな橋渡しをしていくものなのかもしれません。

（5）家族6人を看取ったおばぁの最期

島の人たちから「ホー（大きな）母さん」と親しまれた上原千代さん（享年86）を紹介します。常に笑顔で責任感が強く、周りの人のことを思いやる人でした。

21歳のとき、漁師の夫と結婚、3男3女をもうけます。かつおぶし工場や製糖工場で働きながら畑仕事をし、自分の子だけでなく親戚の子どもも引き取り育てました。さらに義父、義母、夫だけでなく、義兄、姉、弟、約30年間で計6人を介護し、在宅で看取ってきました。

十数年前、働き盛りの息子を47歳で亡くすという、体験もされました。そのつらい経験も、笑顔を交えながら教えてくれ、島の方言で「ヒトゥダミャー、ドゥーダミ」（他人のために尽くすことが、自分の徳を積むことになる）が口癖でした。２０１０年から利用を開始した「きゅ～ぬふから舎」で、スタッフらにたびたびそう言っていたのを思い出します。

千代さんの長女は、「きゅ～ぬふから舎」を運営するＮＰＯ法人いけま福祉支援センター理事長の前泊博美（67）です。前泊は「うちの母こそ、介護のプロだと思う。真に福祉の心を持った人」と振り返ります。

人に尽くす人生を長年送ってきた千代さん。姉を看取った後、認知症の症状が進みました。また、大腸がんであることがわかりました。それでも「きゅ～ぬふから舎」には、ほぼ毎日通ってきました。昼間はみんなでワイワイ楽しんで、夕方になると家に戻る。そんな生活を亡くなる当日まで続けました。

独りになっても、病気があっても、それまでの日常を大切に家で暮らし続け、最期まで生き抜けるよう周りも支える。そんな島でたたき上げた家族としての介護、周囲と支え合う暮らしを営々と続けてきた千代さん。最期に向かっては、告知や治療に関し、子どもらが全員集まり、話し合いを繰り返しました。できるだけ苦しくないよう、在宅医や看護師ともとことん話し合う。今のできるベストを尽くす。「母さんは『痛くてもきつくても、みんなと話したい』と思うはず」という意見で一致しました。

家族・親族と介護サービスとで役割分担をしながら関わり、がんからの出血がひどく貧血症状のだるさを和らげるため通院して輸血するなど、子どもたちはことあるごとに絆《きずな》を強めていきました。どのように生き、何を大切にして生きてきたかを示してきた千代さん。病院に行くことができなくなっても、痛みを緩和しながら意識だけはできるだけ保ち、これまで紡いできた家族や島の人たちとのふれあいを大切にしてきました。

16年2月、「きゅ～ぬふから舎」から帰宅後、めい一家が会いに来てくれました。みんなでおしゃべりしている途中に、呼吸の様子がおかしくなってきました。すぐに長男に連絡、子や孫・スタッフに囲まれ、静かに息を引き取りました。

数え年でちょうど88歳になるので5月に米寿のお祝いをしようと、準備を進めているところでした。「やはりお祝いしよう。母も喜ぶだろうから」と子どもたちの意見が一致し、準備を急ピッチで進め、亡くなった翌日、千代さんのご遺体を前に米寿のお祝いをしました。近所の人たちも最初は驚いていましたが、一緒になって祝いました。ひ孫まで合わせ100人ほどでしょうか、入れ替わり立ち替わり訪れました。翌日は最期のお別れ、島のみんなで見送りました。

千代さんは、子ではなく孫に、ある遺言をしていました。「何があっても、毎年元日には、池間島の家に家族全員で集まりなさい」と。「絆」を大事にして生きる。紡がないといつかは絆が切れてしまう。自らが暮らし続け最期を迎えた家に、残された家族・親族をつなぎ、絆を深め感じ考える時間を与えている。死してもなお、つながって生きるよう伝え続けている。今でも偉大なお母さんだと思います。

(6)「夫婦は一つ」、最期まで貫く

今回紹介する方は、前泊《まえどまり》達雄さん（享年87）です。最期まで頑固にプライドを捨てずに生き抜いた方です。漁師をした後、20代後半から、郵便局に勤めました。定年後は、妻の料理の腕を生かし、島で食堂を営みました。

達雄さんの島での愛称は「会計ナカ」。長年にわたり漁船や、島の男系統儀礼集団「元」（ムトゥ）、自治会などの会計係を務めていたからです。その堅実な性格で、島の人から厚い信頼を得て

いました。

2013年に妻がアルツハイマー型認知症を発症、急激に症状が進行する中、達雄さんから「夫婦は一つ。子どもたちに迷惑をかけるわけにはいかない。二人で暮らしを続けられないか？」と相談がありました。ご夫婦には子どもが5人います。全員を大学に進学させ、子どもたちは首都圏で暮らしてきました。

達雄さんもこれまで何度か脳梗塞や脳出血を繰り返し、妻に支えられた暮らしを続けていました。子どもたちからの「関東で一緒に暮らそう」という提案も、病院からの介護サービス利用のすすめも「自分はできる」と拒否を続けました。

介護スタッフや家族・なじみの人たちが声をかけても、誰にも手助けはさせませんでした。医師の点滴指示を拒否したかと思うと、逆に元気な時に「今、自分には点滴が必要だと思う」と病院に電話することもありました。介護ベッドの導入も、亡くなるぎりぎりまで拒否し続けました。自分がこうと決めたら、譲らない頑固さをもっていました。

また、独自の健康法を追求していました。サプリメントや健康器具をテレビショッピングなどで頻繁に購入。自宅には大量の健康器具や健康食品がたまり、片付けるのが、家族や私たちも関わるみんなの仕事になっていました。自分の身は自分で守るという信念を持っていたので、自分なりの健康法を貫き通しました。誰に何を言われようが、これが彼のプライドでもあり、生き様でもありました。

14年、妻が先に「きゅ～ぬふから舎」の利用を開始。ご家族や医師、私たちは、達雄さん夫婦のそれぞれの状況に応じて、〝夫婦は一つ〟という思いをできるだけ遂げられるようなサポートの仕方を考え、納得を得ながら関わっていきました。例えば、妻の介護用ベッド柵すべてを外し、お互いの顔が見えるようにして、安心してもらいました。そして15年末、転倒したことをきっかけに達雄さんも自由に動けなくなり、要介護認定の申請に踏み切りました。

達雄さんの最期は、19年2月の旧正月でした。帰島していた末娘さんが声をかけ、洗濯物を取り込んで戻ると、息を引き取っていました。島では旧正月などお祝い事をする日には、人が亡くなったことを伏せる文化があります。その日、達雄さん夫婦に寄り添ったのは、夫婦がこれまでつながってきた、島外から来た研究者とその家族、マリン業者ら移住者の人たちでした。

生まれた島で妻と一緒に余生を送る決心は、揺らぐことがありませんでした。達雄さんは動けなくなっても、会話のできない妻の隣で、「僕がこころの良人《おっと》なら、君はこころの花の妻……」と歌い続けました。戦前の映画主題歌「新妻鏡」の一節だそうです。苦労をかけた妻に常に感謝し、ずっと同じ場所で同じ空気を吸うことを望みました。

最期まで、自分のことは自分で考え続けた達雄さん。要介護状態になり、体が衰えても「自分のことは自分で決める」ということを曲げずに生き抜く強さを教わりました。

（7）あの世への旅立ちは畳の上から

「カナーダンギーマイ、ヤグマリーマイ、スマドゥジャウカイ。カマヌユーンカイヤ、ヤーヌ、タタミヌハナカラ（たとえ動けなくなっても、寝たきりになっても、島がいい。あの世への旅立ちは、住み慣れた我が家の畳から）」という池間島の言葉。共に支え合い島で暮らし、隣人や家族に看取られながら我が家から旅立つ。

以前は当たり前だったこの想いが、必ずしもかなうとは限らない時代になりました。この切実な島人の願いを守るため、２００６年に島のおばちゃんたちが立ち上げたのが、私が働く介護事業所「きゅ～ぬふから舎」です。

首都圏で生まれ育った私は、「人が生きて死ぬ」ということを暮らしの中で体験することはありませんでした。看護師になり、仕事として人の生死にふれても、医療や介護など社会制度や病名の文脈でしか関わっていませんでした。

20代で赴任した島で、制度やサービスがそろわなくても、多くの人が集まり、喜怒哀楽を表しながら、支え合いの中で「人が生きて死ぬ」を乗り越える。その「当たり前」を知りました。特に明治・大正・昭和と生き抜いてきた方々は、自分たちの手で命を守りながら暮らし、多くの生と死を乗り越え、弔《とむら》い、ここまで命をつないできました。専門性があっても、私なんてひよっこ。戦争や大災害に翻弄《ほんろう》されながらも、共に生き、命を営々とつないできた、目の前にいる高齢者こそが、「生きて死ぬ」のプロフェッショナルでした。

そんな大先生たちの、暮らしの知恵や経験、技などから日々多くの学びを得ています。亡くなる瞬間まで「キューヌフカラシャ（今日も楽しいね）」と笑っていられるよう、池間島で専門性をもって働き、共に生きる仲間として暮らしています。

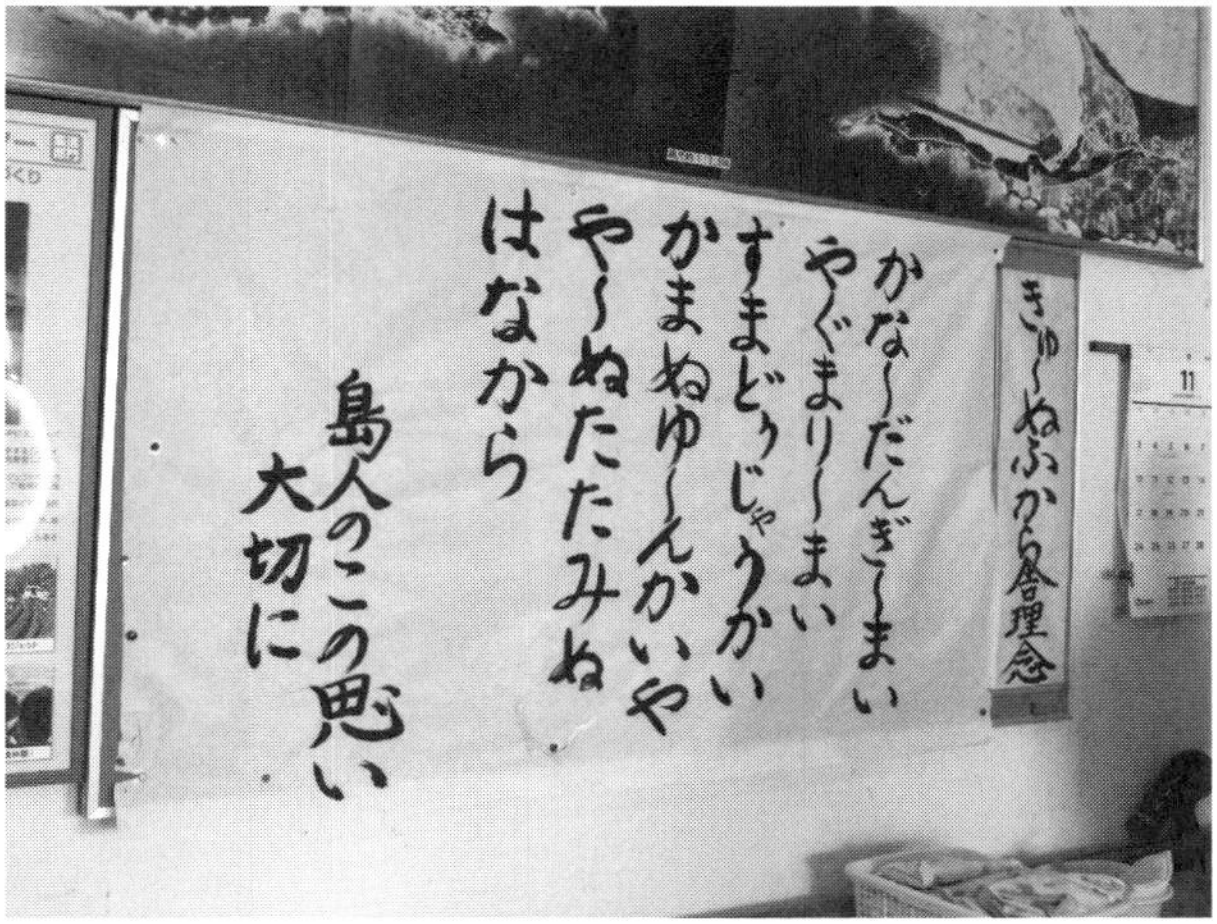

きゅ〜ぬふから舎の理念

これまで、誰一人同じ看取りはありませんでした。ここでは、そのうち6人の方々をご紹介させていただきました。寂しいですが、そのお一人おひとりは、私や関わったみんなに、身をもって病気や老い、命、そしてどんな自分になっても住み慣れた我が家で暮らし、生き抜く、ということを教えて下さっています。

人の〝生き死に〟はいつのころからか、暮らしとは切り離されてきたようにも感じます。その人それぞれが紡いできたつながりである「時間」「空間」「仲間」こそを大切に、最期の最後の時にできるだけ集結させ関わり合う。このことこそが、心のよりどころであり、安心につながる。そう思うからです。私自身も、島で助け合い支え合って暮らし、最期までつながって笑って生き抜きたい。これからも島で大先生たちから学んでいきます。（構成・佐藤陽）

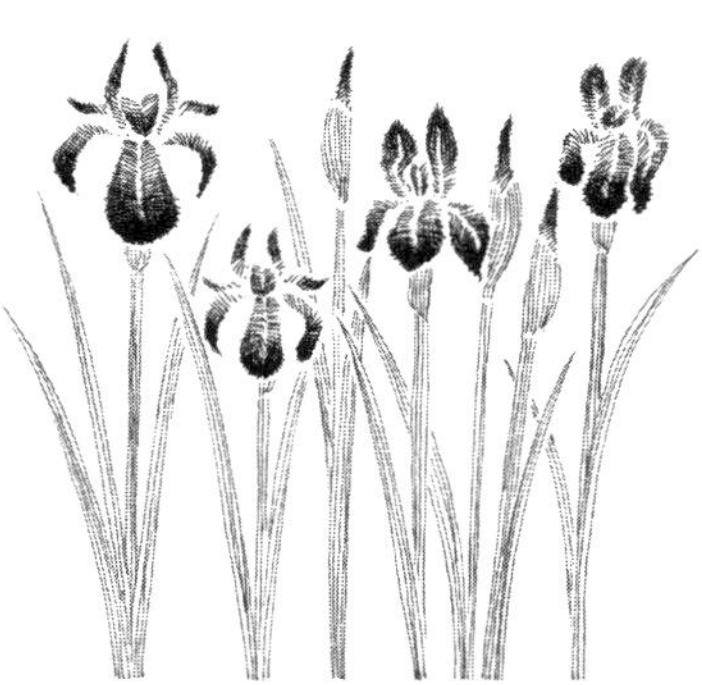

2章 老いて病を得るということ

この章では、主に病と闘う患者とそれに応える医療者の声が収められています。最初は、がん看護専門看護師として20年にわたりがん患者を見守り、大学教授に転じた田村恵子さん。時に励まし時に冷徹に事実を告げるまなざしはいつも温かい。続いて登場するのは精神科医で認知症専門医の細井尚人さん。精神科病棟に認知症患者を長期入院させることに批判の声もある中で、「ではだれが患者の居場所と死に場所を提供するのか」と語り、現場の実態を詳細に報告します。3人目は歯科医師の飯田良平さん。レストランや居酒屋とも連携し、最期まで自分の口で食べたい、味わいたいという患者の強い願いに応えています。

がん看護の現場で

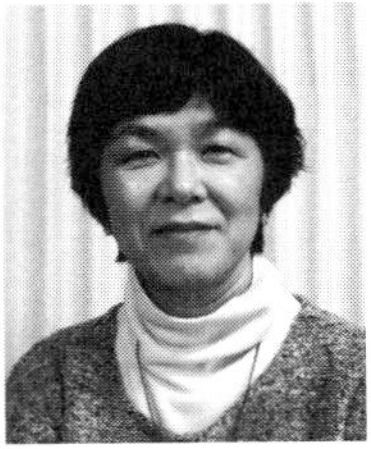

田村恵子さん
京都大学大学院教授（緩和ケア・老年看護学）
1957年生まれ。がん看護専門看護師。大阪・淀川キリスト教病院で20年以上がん患者を看取り、2014年から現職。がん患者と医療従事者が語り合う「ともいき京都」を主宰。

（1）酒と仕事に生き切った大工の棟梁

多くのがん患者を見送り、人としての最期の生き方を学ばせてもらった、私にとっての学校のような病院は大阪の下町にあります。土地柄から、職人さんらブルーカラーの患者さんが多くいます。

70代前半で、奥さんと二人暮らしの大工Aさんに膀胱《ぼうこう》がんがみつかりました。患部が広くて深く、主治医は手術を迷いましたが、本人は「取れるものなら、取ってほしい」と手術を強く希望し、決行しました。懸念通りすべてを取り切ることはできず、化学療法を続けることになりました。

奥さんは「お父さんは気が弱いから、真実を聞いたらダメになってしまう」といやがりましたが、息子さんが「どうせ、いつかは分かるんや。あとで分かった方が大変やろう」と決断し、本人に告知しました。いつものおちゃらけた表情は消えて真剣でした。その席に私も立ち会い、「病状を理解してくれた」と思いました。でも翌日会うと「ところで、なんやったっけ」と言うのです。

「私のこと、覚えてる？　きのうの説明の時にいたけど」

「覚えてるよ、人をアホみたいに言うな」

「なら、先生の話はどう？」

「ええっと、なんやったっけなぁ」

「病気の話よ」

「そういえば、そんなこといわれたかなぁ」

こんな調子です。

こういうがん患者は結構います。認めたくない事実を無意識のうちになかったことにする「否認」です。人間に備わった心の防御機能の一つでもあります。Aさんはことに否認が強かったのです。ただ、ここで追い詰めてはいけません。「知らない」と思うことで、いまの自分を保っているのですから。

手術を終えたので、これからバリバリ働ける、とAさんは思いました。でも化学療法を続けるために、入院が必要になる。すると「なんで入院せにゃならんのや」とくる。Aさんとの関係のとり方には、かなり悩みました。

その後も入退院を繰り返したAさんと、結果的に2年近くつきあいました。Aさんは気さくで、こちらの話はきちんと聞きます。でも、どこか聞き置くというか、自分のスタイルは変えません。入院中も、禁止されているたばこを隠れて吸う。

体の調子がいいからと、これも禁じられているお酒を飲んで血尿を出し、担ぎ込まれたこともありました。

人がいいから頼まれると断れず、入退院の合間に仕事をしていました。軽作業は可能ではあるものの、大工仕事は軽作業とはいえません。ある日、かなり日焼けしていたので「仕事してるの」と聞くと「家で日に当たってたんや」とミエミエのウソをつく。そのため、不必要に病状を進めたこともありました。

でも、徐々に体がしんどくなって、否認どころではなくなってきます。手術から1年たった頃です。

「治療してんのに、いっこも楽にならん。ようならへんやんか」

「どういうことやと自分では思う？　お酒の飲み過ぎ？」

「最近は、飲んでない」

「真面目になったんやね」

「飲んだらあかんて、言われた」

「それでも、前は飲んでたやん」

私もAさんも関西人なので、突っ込みつつ、どちらが核心にグッと迫るか、ジャブを出しながら探り合っている感じです。

「手術もしてもろたし、薬ものんでるし、点滴もしてもろてる。酒もちゃんと断《た》っとるのに、ようならん。なんでやろな」

「自分でどう思う？　先生から何度も説明を聞いているよね。それを総合すると、どんな感じ？」

そこで初めて「病気があかんねやな」と言いました。

本人ははっきり認めませんでしたが、おそらく、どこかでこけた（転倒した）んだと思います。何もないところでこけて、自分の体力が落ちていることに愕然《がくぜん》とした。そろそろ潮時だなと思う。そういう形で体の声を聴いて、もう仕方ないなと納得した。病気は確実に進んでいて、もうそんなに長くないんだと。

実際、こけて、自分の今の状況に気づかされたという患者さんは多いですよ。

Aさんはかつて棟梁《とうりょう》を務めていました。がんになったので、周りに迷惑をかけてはいけないと、下で働いていた人をほかの棟梁に預け、一人で仕事を請け負っていました。腕のいい大工さんで「今の仕事も、自分がかなりのところを担ってる。何かあっても、施主さんに迷惑にならないようにしとかんといかん」と気にしていました。「きちんと病気のことを話して、仕事仲間にもちゃんと理解してもらわないとだめだよ」というと、「そうやなぁ。考えてみるわ」とつぶやきました。Aさんがあんなに真剣に悩んだ顔は初めて見ました。

ある日、Ａさんが入院している部屋に顔を出すと、いかにも大工さんという男の人が何人か集まり、静かに話し合っていました。あとで聞くと、仕事を回してくれる棟梁に、病気の状態を詳しく話したそうです。

「気になっとった仕事も、これで安心や」。本当に肩の荷がおりたような、軽やかな顔をしていました。

身を粉《こ》にして働いてきた人たちは、理屈で生きてきた人に比べ、いったん認めると素直になることが多いように思います。Ａさんもそうでした。体から発せられる内なる声を聴くというか、頭で理解して理性で判断するのではなく、体で分かって「こうするしかない」と納得する。ある種の潔さを感じます。

今の世の中は自己決定とか、自律的であることが尊ばれますが、それは同時に孤独になることでもあります。どちらが本人にとって幸せなのでしょう。

Ａさんの姿を見ていると、あがかないというか、「上手に自分を明け渡したな」と思うのです。これは生をあきらめるのとは違います。最期まで生き切るけれど、そのときどきの状態をあるがままに受け入れ、任せる。

人はいずれ死にます。これは避けられません。この絶対的事実を、自らの死に直面してどのように受け入れるか。理屈で考えるか、体で納得するかで、最期の姿は大きく異なってきます。

亡くなる３週間前にホスピスへ移りました。初めは「生きて帰れへんのやろ」とためらっていました。

「そうやね、帰った人が全然いないわけではないけど、言われたことは事実やね。自宅で過ごしたいなら、そのように応援するけど、前の退院の時は大変やったでしょ」

「そうなんや、痛みも出たし、おかあちゃんが看病せなならんから、生活が成り立たん。ここ（一般病棟）に置いてはくれんのか？」

「ずっとは無理やね。ホスピスなら、自分のペースで過ごせるし、看護師もやさしいから、体をさすってもらうのも頼みやすいよ。私はもう移っても悪くない時期だと思う」

そう言うと、あっけないくらいに「そうか、ほな行こか」と答えました。

ホスピスで、昔話をたっぷり聞かせてくれました。九州から夫婦で出てきたこと、昔のことだから、きょうだいを若くして亡くしていること、親しい人を失う悲しみは人一倍分かっていました。苦労を重ね、棟梁になり、子どもも一人前になった。「自分の人生に意味があったのか？」みたいな、哲学的な問いは一言も発しませんでした。

ホスピスでは、周りの人たちをうまく頼って、静かに過ごしていました。一般病棟では出してもらえない好物の刺し身を食べられたのと、いつでも家族に見舞ってもらえることを喜び、穏やかに旅立ちました。

（2）「治療をやめたら死んでしまう」というがん患者の思い

大学病院は、一般の病院では出合う機会の少ない新薬の治験が数多く行われています。治験へのアクセスの容易さは、がん看護専門看護師として市中の病院で働いていた間は想像もできないほどでした。元会社員で、引き続き嘱託として働いていた膵臓《すいぞう》がんの男性（66）も、治験目的でわざわざ転院してきました。

男性は結局、治験の対象に選ばれず、標準的な抗がん剤治療を受けていましたが、それもだんだん効かなくなりました。抗がん剤は一気に効果が出なくなるのではなく、今回は効果が少し落ちたな、次は前回よりさらに効果が落ちているなという感じで、徐々に落ちていきます。ついに主治医は治療の中止と、緩和《かんわ》医療を中心としたケアへの切り替えを勧めました。効果がないのに抗がん剤を投与し続ければ体力が奪われ、死期を早めるだけですから。

本人は頑として受け入れません。「効かなくなったのは、数値を見れば理解はできるけれど、治療を中止するのは絶対いやだ。治療をやめたら、死んじゃうじゃないか！」。この「治療をやめたら、死ぬ」は、がん治療で本当によく聞く言葉です。

残念ながら医学的手段は尽き、いずれにしても死は避けられないのです。少し早いか遅いかだけの違いです。男性は、治験を実施している病院を探して大学病院にたどり着いたほどですから、ネットで情報を集めたりして、十分に知識を蓄えていました。治療の効果と限界も理解しています。内心では、もうダメかと思っているはずです。でも「ほかに方法があるのではないか」と、わらをもつかもうとしました。前回の大工さんとは対照的に、理詰めで考える人にこうした傾向が強いように思います。

治療の中止を決断するのは「自分で自分の死を確定させる」と思うのかもしれません。中には「病気に降参して、自分から死に近づいていってるみたい」と話す人もいます。病気に対して、何らかの対抗手段を講じていることで安心したいのでしょう。医学的には無駄なのですが。

ただ、大学病院にいると、1年前なら医学的手段が尽きて、今はもう生きていないはずの患者が、新薬や新しい療法がうまく効果を発揮して、生きながらえている例を実際に見ることができます。そうした患者は、その後に続く同じ病気の患者のロールモデルになるのです。だから治療の中止を勧められても、生存を夢だと思わないで、一分一秒でも長生きしようとします。3カ月では無理でも、半年、1年と何とか生き続ければ、新薬や新療法が出てこないとも限らないのが、現代の医学のスピードですから。

一方で、大学病院は「杓子《しゃくし》定規」なところもあるんですよ。例えば、「○○先生が、画期的な療法を開発したと新聞に出てた。それを期待して、この病院にきたんや。ぜひ受けさせてほしい。死なずに済むかもしれへんやん」という患者さんがいます。でも「確かに画期的な方法ですけど、あなたに合致するかどうかは検査してみないと分かりませんよ。一般病院なら、昔からの顔なじみだからと、該当しなくても治療が受けられるかもしれませんが、その点、大学病院はきちんと線引きして、ダメなものはダメで厳格ですから」と釘《くぎ》を刺します。

治療の中止と緩和ケアへの移行は、誰しも一度では納得しないものです。何度か説明して、理解してもらうことが必要になります。そういうときは、主治医の出番というより、つきあいが長く、関係を作り上げているがん看護専門看護師が話すことが多いのです。

2回目でしたか、男性に2時間ほど話を聞きました。男性は離婚し、大学受験を控えた娘さんと同居中でした。50歳近くになって授かった娘さんですから、かわいくて仕方がない。俗にいう、目に入れても痛くない娘さんなのです。そんな娘がいるのに、膵臓がんになってしまいました。それが分かった時点で、残された時間の短さを男性は理解し、一日でも長く生きたいとつらい治療に耐えてきました。

「親らしいことを何もしてやってない」

「大学生になった娘をどうしても見たい。できれば花嫁姿も見たいと思うてる。だから大学病院まで来たんやないか」

最後に「娘は、ある水族館が大好きなんや。受験が終わったら、そこに連れていってやりたい。それまで、何としても生きていたい。少量でも抗がん剤を投与してほしい言うんは、それがあるからや」と泣きました。

私が「治療を続けると副作用で弱り、動けなくなる可能性があります。これまでの治療でそれはよく理解しているでしょう。娘さんとの旅行を優先するなら、治療をやめて体調を整える道もありますよ」と説明すると、男性は驚いた顔をして「そんな考え方もあるのか」と言いました。治療を中止すると病状が一気に進んで、あっという間に死んでしまうと思っていたようです。こう考えるがん患者は、実はかなりの割合でいます。

一人で治療に耐えることだけを考え、周りの支援を受けることが少なかったのかもしれません。その点では、看護する側として、男性へのソーシャル・サポートの見極めが甘かったと、反省しました。

男性も納得し、在宅医療と訪問看護に切り替え、痛みと全身倦怠《けんたい》感の緩和に専念し、無事、旅行に出かけたと報告がありました。その2週間後、自宅で娘さんに看取《みと》られながら逝きました。

（3）36歳、ステージ4の胃がんと言われて結婚

春の大型連休の直前、36歳の女性会社員が猛烈なおなかの痛みを訴え、救急車で運ばれてきました。初めに診た婦人科はがんが強く疑われると判断、その後、消化器内科でさまざまな検査をし、1週間後「胃がんのステージ4です。腹膜に転移し手術ができる状態ではありません。抗がん剤で治療します」と告知しました。

告知は本人に加え、母親、交際中の男性が同席しました。青天の霹靂《へきれき》とはこのことです。連休の旅行を楽しみにしていたのに、いきなり手術もできないほど進んだがん？　何それ？　本人も周囲

も混乱の極みです。

最初の入院は2週間。当初は「何でこんなことになったんやろう」と繰り返していました。

「そういえば今年に入ってちょっとしんどい時があった」

「病院に行こうとは思わなかった?」

「一晩寝たら治ってたから」

「そんなら行かないね」

こんな会話をしながら、だんだん彼女が思いを語れるようになりました。

頻繁に病室に通い、関係作りに腐心しました。告知から間もない時です。外出のときに、高齢の女性作家が書いた、題名に「死」がある本を彼女が買ってきました。周りは気づいているのに、触れられません。

「死を思っているの?」

「そうでもないけど、すごく引きつけられたから」

「そう、あとで中身を教えてね」

その後、読んだ形跡はありましたが、彼女が内容を語ることはありませんでした。

彼女は病状の厳しさを理解しつつも「どうしても結婚したい」と言いました。それで式場のパンフレットやドレスがたくさん載った写真集を持ってきて、二人でキャッキャ言いながらドレスを選びました。不謹慎な言い方ですが、病気でやせていくから、肩を出すドレスなどが、どんどん似合っていくのです。

幸い、彼も結婚に前向きでした。夏を過ぎ、抗がん剤があまり効かないこともはっきりしてきました。挙式となれば準備だけですぐに数カ月は過ぎるから「きちんと式を挙げたいなら、ちょっとだけ焦らないと厳しくなる」とアドバイスしました。がんで破談になった例も見ていましたから気がかりで。でも相手のご両親は快く認めてくれ、結局、ウェディングドレス姿の写真を撮って、身内だけのお祝いの会を開きました。写真は翌年の年賀状を飾りました。

その間も病は進み、がんが腹部全体に広がって消化器官を圧迫し、吐いたりお通じがしにくくなったりしました。年末になり、本人は「苦しいから手術で取ってほしい」と望みました。婦人科は「全部取れるか、取ったとしてもそれが延命につながるか、命の危険もある」と首を縦に振りません。内科の主治医からの後押しもあり、年の瀬も押し詰まってから手術しました。

おなかの張りは消え、お正月は気持ちよく過ごせましたが、原発の胃がんは大きくなり、彼女はやせ衰えていきました。年明けから、抗がん剤はほとんど効かなくなり、自宅でも寝たり起きたりでした。

「買い物もできないし、彼に夕食もつくってあげられへん。結婚して彼に悪かったかな」

「あなたは幸せでしょ」

「もちろん、私はすごく幸せ」

「彼は分かった上で結婚してるんやから、いいやん」

それでも抗がん剤治療を続けていたら、家族がこんなことを言い出しました。

祖母がある宗教の熱心な信者で、それまでも病室で祈禱《きとう》したりしていました。「間もなく、集団で2カ月間、修行させる機会がある。そこに参加させたい」というのです。本人も何かにすがりたい気持ちから、前向きになりました。

命に関わる危険があるから、主治医は当然、猛反対です。私と主治医も「これまで私たちがしてきたことはいったい何だったのか」などと言葉を交わした記憶があります。でも「彼女にはそれしかないんです。賛成はできないけれど、かといって医療で何ができるかと聞かれれば、何も残っていません。思う通りにさせてはどうでしょう」と主治医を説得し、もう一度かなり厳しい病状説明をして「それでも」というので退院を認めました。

修行の間に急変して命を落とす恐れがあります。幸い、修行先が関係する病院に知り合いの看護師がいたので支援を頼み、「万全のバックアップをする」という約束を取り付けました。女性は1月半ばに退院、母親と一緒に修行に入りました。

具体的に何を修行したかは知りませんが、彼女の体はついていけませんでした。どんどん悪くなり、本人が「このままでは、誰も知る人がいない修行先で死ぬしかない」と実感し、結局2週間で戻ってきました。

正直「えっ、こんなに早く？」と思いました。でもここで断っては、彼女の行き場はありません。「もう診たくない」という主治医をなだめ、再入院を受け入れました。

病状は進んでいましたが、本人は最期までホスピスに入るのを嫌がり、一般病棟を希望しました。緩和ケアチームと連携し、訪問看護の態勢も整えて、自宅に戻ってもらいました。母親や夫もいろいろやりくりしてつきそってくれて、亡くなる3日前まで自宅で過ごせたのはよかったと思います。桜が咲く直前に亡くなりました。

彼女は早い段階で残された命の短さを自覚していたと思います。でも「もうダメ」とか、後ろ向きの言葉を聞いた記憶はほとんどありません。死という言葉を使ったのも1回くらいでしょうか。「そんなこと言ったら病気に負けてしまうから、言いたくない」と。だから私も「この先どうしたい？」と尋ねるようにしていました。

最後に退院する直前の言葉が忘れられません。4人部屋で、ほかはみんなおばあさんでした。おばあさん同士、よくしゃべります。

「お見舞いに、おばあちゃんとかたくさん来はってかわいいねんけど、夜は結構にぎやかなんよね」

「そうやね、寝にくい？」

「でもね、かわいいからいいわ、私はどう頑張っても、あんなおばあちゃんになられへんから」

「わたしも、おばあちゃんになりたかったなぁ」

平静な、でもしぼり出すようなつぶやきでした。

（4）治療、病院への不満を抱えたがん患者

がん患者や家族同士、さらに医療者も交えて話し合う「ともいき京都」を始めて3年になります。「ともいき」は2週間に1回開きます。大腸がんを患う、当時79歳の男性は初回から参加していました。

京都の有名な市場の近くで奥さんと二人暮らし。自転車に乗れるくらいの元気さでした。大学病院の患者でしたが、私とは初対面。初回の「ともいき」が終わり、一対一で話を聞きました。

大腸がんの切除手術を受けた後、腫瘍《しゅよう》内科で抗がん剤治療を続けている。せきがひどくなり、呼吸器内科で診てもらい、CTまで撮ったのに、呼吸器内科の先生は、がんの有無はよく分からない、私は主治医ではないという。肺に転移しているのではないかと自分は思う、とまくし立てます。

ものすごい勉強家で、専門書を何冊も読破していました。CTの様子は？ X線写真のカゲは？と聞くと、答えは極めて詳細で的確。舌を巻きました。「症状があるのに医者が分からないと言うのは、おかしくないか」と繰り返します。病院の対応が不満なのでしょう。

4時間も話を聞きましたが、どう答えれば納得してもらえるのか、見当がつきません。本当に落とし所の分からない人で、終わった時には互いにぐったりしてしまいました。

2回目の「ともいき」の後も個人面談しました。初回が長すぎたので、スタッフに「2時間たっても終わらなかったら、一度、声をかけて」と頼んだほどです。初回と同様の話し合いでしたが、「一体、誰が責任を持って自分を診てくれてるんや」と言いたいんだなと、やっと輪郭がつかめてきました。徐々に時間は短くなったものの、そのあと3カ月ほど、押したり引いたりの話し合いが続きました。

そうこうしているうちに、だんだん「ともいき」に参加することが目的になってきたようです。最初は自分の中のもやもやを晴らしたいために参加していたら、いろんな人と知り合い、話を聞くことがとても楽しくなってきたのでしょう。皆勤賞ものでした。

半年過ぎてからでしょうか。病院への不満を口にすることはなくなりました。同じように「ともいき」に顔を出していた同年代の男性患者Aさんとの出会いが大きかったようです。「ともいき」で顔を合わせ、終わってから二人で喫茶店で3時間にわたって話したこともあるとか。病状が進んで「ともいき」に来られなくなってからも、電話で情報交換していたそうです。Aさんは「医療にかぎらず知識が豊富で教えてもらうことばかり。話していて、とても楽しかったし、ためになりました。患者としてだけでなく、一人の人生の先輩として、尊敬していました」と振り返っていました。

Aさんの言葉の中にカギが隠されているのだと思います。どんなに大きな会社の社長さんでも、お金持ちでも社会的に成功した人でも、病院に来れば一人の患者で、基本的に弱者です。医師対患者、看護師対患者という位置から抜け出せません。

一方で彼は仲間を得ました。しかも一人の人間として認められる、尊敬してもらえる。「患者」以外の存在として、社会に存在している実感を得ました。そうやって、自分のアイデンティティーを再獲得したのではないでしょうか。

1年ほどたち、目立ってやせてきて、本人も気づいていました。生きたい気持ちがすごく強く、だからこそ猛烈に調べ、気になるところはどしどし質問する。「もう80やから、いつ死んでもいいんや」が常套句《じょうとう》でしたが、内心はそう思っていないことが手に取るように分かりました。

もともと循環器の病気があったので、循環器の先生に診てもらうか、がんの先生に診てもらうかの相談を受けました。説明すると、必ずしっかり本を読んで、知識を蓄え、次の面談で質問してきます。どんな仕事をしていたのか最後まで明かしませんでしたが、さぞきっちりした仕事をしていたんだろうなと思わせる人でした。

次第に緩和ケアについての質問が多くなりました。一般病棟との違い、どんなタイミングで緩和ケア病棟に移ればいいのかなど、詳細で実に的を射た質問ばかりでした。どんな問題についても、自分で疑問点を挙げ、知識を吸収し、さらに裏付けをとって、石橋をたたいて渡る感じです。このころには、病院への不満を訴えることは全くありませんでした。

自転車で「ともいき」に参加できなくなってからは、タクシーで通っていました。それもできなくなって、3カ月ほどで亡くなりました。「在宅ではいろいろ無理があるから、最期は緩和ケア病棟でお世話になるわ」と言っていたのに、主治医の勧めで在宅療養を選び、周囲のいろいろな支援を受けて、奥さんに看取られながら息を引き取りました。病院や医療の態勢に大きな不満を持っていたころを思い起こすと、想像もできないほど穏やかな最期でした。

【緩和ケア病棟とは】
・がん患者を主な対象とし、体と心の苦痛を和らげる治療とケアを行う
・患者の生活の質（QOL）の維持向上を目的に、その人らしく最後まで生活することを支える
・患者の抱える困難に対し、多職種チームが対応する
・家族もケアの対象。死別後の遺族の悲嘆にも配慮する
・宗教施設が併設される例もある
・医療費は健康保険が適用される。厚生労働省から「緩和ケア病棟」と承認を受けた施設の医療費は定額制
・個室の配置が多い

(5) がんになったら、「最期の迎え方」を真剣に考えて

ここで紹介する患者さんは、今回の私の話の中で、最も残念な亡くなり方をした人かもしれません。気持ちの上で全く納得できないまま旅立たざるをえなかった。つらく、苦しかったでしょうね。

大阪の中小企業の社長さんで60代後半。大阪の人らしく、明るく、人がよく、みんなでワイワイ

するのが好きな人でした。私とは最初、看護師と患者ではなく、がん患者や家族を支援するグループ「がんを知って歩む会」の、ワークショップで、ファシリテーター（対話の促進者）と参加者として知り合いました。おそらく看護師に勧められて、講演会のように話を聞くものだと思って出席したら、少し趣旨が違って、驚きながらの参加だった、というところではないでしょうか。

その時点の詳しい病状は分かりません。そのワークショップは、末期の方もいますが、治療期の患者さんも大勢いて「がんなんかに負けない、頑張るぞ」という人が多いのです。そこに参加できたくらいですから、そんなに悪くはなかったのだと思います。少なくとも、本人に残された時間が少ないという深刻な自覚はなかったと思います。

それから1年もたたず、私の勤める病院の緩和ケア病棟に入院してきて、2週間もたたずに亡くなりました。膵臓がんでした。

仕事には成功していたようで、夫婦で4回も5回も海外旅行に出かけていました。「次が仕上げ。世界一周を達成や」と支払いも済ませた矢先です。亡くなるまでのわずかな間、ずっと、

「なんでこんなことになったんや」

「こんなところで死ぬんか」

「なんで死なないかんのや」

「いやや」

と、ふさぎ続けていました。入院期間も短かったですし、彼と深い話をすることはできませんでした。最期の時間をもっと有意義に過ごしてほしいと思いましたが、かないませんでした。

医療態勢にも問題があります。彼が受診していた病院は治療専門。新しい療法も積極的に行うことで知られていました。逆に緩和ケアは行いません。医師が「これ以上治療しても治癒は見込めない」と判断すると、緩和ケア病棟のある病院に送り込むのです。患者はいきなり極端に短い余命を突きつけられる形です。

私が勤める病院の緩和ケア病棟は21床しかないのに、一時期この病院からの転院患者であふれました。「なんであの病院の尻ぬぐいをしなければならないのか」「誰のために私たちは働いているのか」と疑問を持ったことすらあります。

その病院で、彼の物言いからして「夫婦そろって海外旅行に行きたいんやから、先生、絶対に治してもらわんと困るよ。治療してよ」と繰り返していたと思います。男性は膵臓がんと正面から向き合うことを避けていた、あるいは避けることができる状況だったのです。医師も、残された時間を明示し、死について考えることを促しはしなかったのでしょう。

医師が治癒の希望を持たせたのか、治療を続けてくれるから、彼が勝手に希望を持ったのか、そこは分かりません。

それで急に「もううちでできる治療はない。緩和ケア病棟へ転院して下さい」と言われて動転し、あれよあれよという間に亡くなりました。

転院してくる患者さんも、受け入れる我々も不幸です。その病院と私が勤める病院はうまく連携していると受け止めていて、よくなったら、また元の病院に戻してくれるものだと思っている人も多くいました。だから、緩和ケア病棟に転院した意味も分からず、「症状を緩和してくれればいいから」という人もいたほどです。「こんなところに来るつもりはなかった」と怒る患者さんも大勢いました。こちらは「そんな段階はとうに過ぎて、最期の準備をしないといけません」と言うしかありません。

彼が病気や死について深く考えなかったことも、医師が「がんは治すものだ」というメッセージを送り続けたことも、結果的に不幸を招きました。残された時間で、自分は本当に何をしたいのか、そのために今、何をどうしなければいけないのか、そして、どんな最期を迎えたいのか。がんになったら一度は真剣に自分に問うてほしい。心からそう思います。

(6)がんの苦しみと「深い持続的な鎮静」

80代の男性が緩和ケア外来を訪れました。肺がんと分かった時はステージ3B。まだ治療できないことはない段階でした。化学療法をしたけれど、徐々に効かなくなってきたので、治療をやめようと考えて、受診したといいます。所見から、余命は1年程度と思われました。

診察後に「自分のことをもっと知ってほしい」というので、話を聞きました。手紙が用意されていて、便箋《びんせん》3枚にしっかりと男性の考えが書き込んでありました。柱は以下のようなものでした。

「積極的な治療は希望しない」

「苦しくなったら最期は早めに眠らせてほしい」

「極端に言えば安楽死でもよい」

苦痛を和らげる目的で、薬で意識レベルを下げることを鎮静といいます。現代医学では、薬剤の使い方が確立し、ふだんはウトウトしていて、刺激を与えれば患者さんが言葉や身ぶりでコミュニケーションが取れる程度の浅い鎮静から、刺激に一切反応しない深い鎮静まで、意識レベルをさまざまに調節することができます。男性がいう「眠る」は、持続的で深い鎮静のことで、中止時期をあらかじめ定めずに深く意識を下げることで、痛みや息苦しさを感じずに旅立つことを指します。最期に「早く楽にして」と望む患者さんは多くいますが、初めからこれほど明確に深い鎮静を求める人は記憶にありません。

「日本で安楽死は認められていないので、できません。肺がんだからといって、痛みが必ず出るものでもありません。出ても薬で最大限和らげることができますから、今から心配しなくていいですよ」と答えました。

しかし、「苦しいのは絶対イヤだ。必ず鎮静すると約束してほしい」と繰り返します。2時間ばかり話し合いましたが、男性が納得した感じはありませんでした。

外来診療を続けましたが、来るたびに「鎮静すると約束してくれ」と言います。症状はそんなに進んでいません。家族も「お父さんの言う通りにしてあげて」というだけで、男性が言う鎮静の意味を理解しているのか、本当に望んでいるのか、真意がつかめませんでした。医療者同士が話し合う症例検討会に、意思決定支援が難しいケースの具体例として出したほどです。

数カ月して、本当に息苦しさが出てきて、夜中に緊急入院しました。症状は薬を使って短時間で軽くなりました。「症状が出ても、薬で楽になる」という経験をしてもらい、私たちの言葉にウソはないと信じてもらえるようになりました。

数週間入院して、自宅に戻ってもらいました。大企業で役員まで務めた方で、経済的な心配はゼロ。当初は最上級の個室で入院生活を続けたいと希望しましたが、訪問看護と外来診療の組み合わせで対処することになりました。自宅のリビングで好きな時間に音楽を聴き、本を読み、お茶を飲む。どんな病室も自宅を上回ることはできません。

そうしていろいろな話をしているうちに、男性が鎮静を強く求める理由が分かってきました。役員だった頃、働き盛りの年代の部下が肺がんにかかり、すごく苦しがって亡くなっていくのを見送ったことがあるというのです。まだ若く、父親を必要とする子どもがいる部下が先に亡くなり、年上の自分が生きていることにやりきれなさと罪悪感を感じたと言います。あまりに痛がり方が激しかったので、あんな苦しみは味わいたくないと、さまざまに勉強して鎮静にたどりついたと言いました。

こうした話を聞けるようになった頃には、鎮静という言葉を口にしなくなりました。外来診療と訪問看護で、病を抱えながらも穏やかな暮らしを続けている間に、症状は薬で緩和できる、本当に必要になったら、この病院のスタッフは鎮静してくれると思ったのでしょうか。

さらに数カ月後、本番がやってきました。かなり息苦しい様子です。入院して薬を使いましたが、息苦しさは取れません。

「深い鎮静を考える時期になりましたが」と聞くと、すぐにはウンとは言いませんでした。深く鎮静すれば生物学的に生きていても、コミュニケーションは取れません。誰よりも本人が深く鎮静する意味をよく知っていて、「もう少し頑張る」と話しました。

「もう少し薬を増やし、ちょっとウトウトするけど、息苦しさを楽にする方法があります。それでいいということですね」

「ウン」

「いずれにしても、どこかで深い鎮静をしないと症状は楽になりません。ご家族の方に来ていただいて、最期の時間を大切にしましょう」

「それでいい」

家族も病院に寝泊まりしてくれました。息苦しさを取るためにモルヒネを投与しました。刺激があれば起きるけれど、なければずっとウトウトしています。ある夜、近くで花火大会があり、男性の目が覚めたときに家族みんなが病室で浴衣を着ていたことがありました。翌朝、「あれは夢やなかったんやな」と言っていました。

鎮静の目的はあくまで苦痛を緩和することにあって、死期を早めるものではありません。逆の言い方をすれば、鎮静をしてもしなくても、亡くなる時期に差はないということです。深い鎮静を始めて数日~1週間程度で亡くなるのは、体力が低下したからであって、鎮静のためではありません。

また鎮静の深さを決めるのは本人とご家族、医療チームの話し合いによります。意思が統一されなければ、持続的な深い鎮静は行いません。

薬を増やし、少しずつ鎮静のレベルを深めていきましたが、息苦しさを軽くすることができなくなりました。もう一度、本人と家族に説明すると、本人が「もう人生を十分楽しんだ。思い出もいっぱいできた。もういい。この息苦しさを取ってほしい」と言いました。それで深い鎮静を始め、数日後に亡くなりました。

現在、がんの疼痛《とうつう》は薬をきちんと処方できれば、ほぼ緩和できるとされています。緩和が難しいのは、全身の倦怠感と、息苦しさです。全身倦怠感はがん患者のほぼ全員が感じ、「身の置きどころのないしんどさ」が四六時中続くといいます。これらは、薬を上手に使っても完全に取り除くのは難しく、最期は深い持続的鎮静が必要となります。

医療スタッフはチームで検討し、ご本人、ご家族の意向を確かめて実施します。家族にとって深い持続的な鎮静の判断をすることは「自分たちで肉親の死期を決めたのではないか」と思うことにつながりかねません。実際に、深い持続的鎮静を始めたあとにも、「もう一度、話をさせてほしい」とご家族が望む場合もあります。

深い持続的な鎮静に関しては、医療者はいつにも増して慎重な判断が求められ、そのたびに責任の重さを感じることになります。

（7）「死ぬのはこわい」患者さんに伝えたいこと

患者さんからよく聞く言葉に「死ぬのはこわい」があります。みなさんもそうお考えでしょうか。

永遠《とわ》の別れは悲しいですが、私は死をこわいとは感じません。30年近く、主に緩和ケア病棟で数多くの方を見送ってきて、病で苦しんだ後に穏やかな表情で命の灯が消えていくのを見ると「死は様々なことから解放されるプロセス」と受け止められるようになりました。「必ず自分にも訪れる。順番が先か後かの違いだけ」が実感です。だから「よく頑張りましたね。いずれ私もそちらに行きます。またお会いしましょう」という気持ちで送り出しています。

人は誰しも死を迎えます。これほどの絶対的事実はありません。でも今の日本人を見ていると、心のどこかで「自分だけは死なない」と思っているのでは？　そう思わされるほど、死が遠い存在になっています。死を忌避《きひ》しすぎていると思います。

自分の死を人生のどこかの段階で考えておくことは不可欠だと思います。それを避け続けて、直前になって死が迫っている現実を受け入れるのはとても難しいでしょう。

ですから、あらかじめ準備をしておくことが大切です。きっかけは病気だったり、老いの実感だったり、近しい人の死であったり、様々です。

がんは死の病ではなくなりました。5年生存率は6割を超え、治癒が可能な病になりつつあります。がん看護専門看護師として思うのは、がんの初回治療が終わった時が、自分の死を見つめるチャンスだということです。死を思うことは、すなわち最期までの自分の道程を思うことであり、生について考え抜くことと同じ意味です。

患者さんにもタイミングが大切だと伝えています。がんと分かり、死を身近に感じた記憶が鮮明な間に、これから自分はどんな生き方をしたいか、何をやり残しているか、どんなふうに最期を迎えるのか、正面から考えることを勧めています。

調査にもあらわれています。がんで亡くなった方の遺族へ「患者・家族が希望を持ちつつもここ残りのないように準備をするのに、医療者のどんな対応がよかったか」と尋ねたら、最多の回答は「状態のよいうちから『しておいた方がよいこと』についで相談にのってくれた」でした。

がんは心臓病や脳卒中と違い、今まで通り日常生活が過ごせる期間が長い病です。亡くなる1カ月前頃まで仕事を続ける人も多くいます。それだけに、死を考えるのが難しい、考えなくても済むともいえます。

病はつらく、自分の思い通りにできないものです。だからと言って忌み嫌うだけでなく、生き方を考えるきっかけにしてほしい。見送りそして見送られる立場からの、切なる願いです。（構成・畑川剛毅）

認知症病棟から

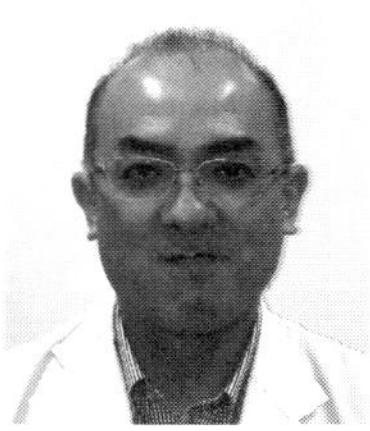

袖ケ浦さつき台病院認知症疾患医療センター長
細井尚人さん
１９６８年、群馬県生まれ。94年富山医科薬科大学（現・富山大学医学部）卒。千葉大病院を経て、96年から千葉県の袖ケ浦さつき台病院に勤める。２０１１年から同病院認知症疾患医療センター長。精神保健指定医。

（1）「居場所」と「死に場所」を提供

厚生労働省が定めたオレンジプランは、医療と介護が連携し、「認知症の人の意思が尊重され、できる限り住み慣れた地域のよい環境で自分らしく暮らし続けることができる社会を実現」すると定めています。しかし、認知症に伴う様々な行動障害や精神症状、さらに身体の合併症のために、自宅や一般の病院・介護施設で過ごすことが難しい人が存在します。袖ケ浦さつき台病院（４０９床）は内科、外科などと協力し、精神科病棟と認知症治療病棟（計２１８床）で、認知症患者に

「居場所」と「死に場所」を提供しています。

休日のたびに日本酒を1升飲み続けていたTさんは、40代後半で胃潰瘍《かいよう》、50代前半で脳梗塞《こうそく》を患いました。商品名を忘れることが目立ち、58歳で仕事を辞めさせられました。トイレ以外で排泄《はいせつ》したり、食べたことを忘れたりするなど認知症の症状があり、窓ガラスを割ったりして一般の病院や施設では対応できないため、当院の精神科病棟に入院、アルコール性認知症と多発性脳梗塞による血管性認知症の合併と診断されました。

入院後もあてもなく歩き回る、興奮する、ほかの患者さんを殴るなどの精神症状が続き、一方で脳梗塞の影響でものがうまくのみ込めない嚥下《えんげ》障害があり、たびたび気管支炎や誤嚥《ごえん》性肺炎になりました。

入院5年目、63歳の時、重症の肺炎になり、家族の希望で内科で治療し、呼吸を確保するために気管を切開し、栄養補給のため胃ろう(胃に穴を開けチューブで直接栄養を入れる)をつけました。

意識はあり、回診の際に「Tさん、今朝は晴れていますよ」などと話しかけるとうなずくなど簡単な意思疎通は図れましたが、胃ろうなど医療行為の是非を判断するほどの認知能力はすでにありません。医療の選択は家族が行いました。

胃ろうをつけた段階で、医学的には療養型病床への転院が適当と思われましたが、家族は転院を望まず、精神科合併症病棟に移りました。

のどに違和感があるのか、たびたび気管チューブを自分で抜いてしまいます。抜けば数分で死亡するため、抜くのを阻止するため利き手にミトンをはめました。何度も素手に戻しましたが、そのたびに抜こうとします。結局、ミトンが不要になったのは2年後です。手が固まって動かせなくなってからでした。

重症の肺炎から3年、頻繁に熱を出すようになりました。奥さんに「肺炎を繰り返し、衰弱が目立ちます。このまま亡くなることもありえます」と何度も説明しましたが、奥さんは「人工呼吸器は希望すればつけられますか」「肺の機能を回復する治療はできないのですか」などと、命を永らえさせるために考えられる限りの問いを繰り返し、夫の死を受け入れられない様子でした。

「肺炎を繰り返したため、肺がいたんでいます。人工呼吸器をつけても肺の機能は正常には戻らず、重度の認知症で寝たきりの状態は回復しません。本人の負担になる時間を延ばすだけだと思いますす」と話しましたが、こちらが肝心だと思っている「本人の負担」という言葉には全く反応がみられませんでした。

最期は胃ろうからの栄養を腸が吸収できなくなり、全身に浮腫が出て多臓器不全で亡くなりました。68歳でした。奥さんは亡くなる間際まで「水（浮腫）は抜かないのか」などと治療を求めました。

入院から死亡まで10年。寝たきり5年。年齢が若いせいか家族は維持・回復を望み、結果として、「延命治療」を行うことになりました。本人には大きな負担だったでしょう。

Tさんの場合、入院5年目に胃ろうをつけ、栄養管理を始めた時点が大きな分岐点だったように思います。まだ63歳ですから、内科の医師も胃ろうをつけて命を永らえさせることを当然と判断したのでしょうし、家族ももちろん了解しました。しかし、私がTさんに人工栄養をするかどうかの判断を求められれば、また違った回答をしたように思います。その時点で認知症は相当に進んでいて、寝たきり状態が長期間続くことが見通せたからです。

回復の見込みのない重度の認知症患者にどこまで医療を施すか。医師としては本人の利益が最大になるように判断しますが、「どんな状態でも生き続けてほしい」と願う家族としばしば食い違います。家族にはぜひ、本人の立場に立って「苦しくないか、自分ならこの姿で生き続けたいと思うか」を考えて欲しいと思います。

(2) 介護の制度が壁になることも

私が勤める病院の精神科で、患者さんの最期を看取るのは珍しいことではありません。それに対し「精神科は精神症状を治療するところだ。実質的な緩和ケアを施すのはいかがなものか」という批判があることは承知しています。しかし、様々な制度が壁になり、精神科で看取らざるをえない状況があることも理解してもらえたらと思います。

夫と農業を営んできたSさんは実子がなく、夫の弟を養子にもらっていました。81歳で夫に先立たれ、一人暮らしになりました。その頃から認知症の症状が出て、当院の認知症外来へ通うようになりました。その後、症状が進んで独居が難しくなり、特別養護老人ホームの入所を待ちつつ介護保険のショートステイを利用しました。

ショートステイは連続30日までしか使えません。31日目は自費で払い、再び施設でショートステイのお世話になる。特養《とくよう》への待機でやむなく使われることが多く、「ロングショート」と呼ばれます。短期預かりという制度の趣旨とは矛盾しますが、こうした使い方をしないと待機者の居場所を確保できない現実があります。例えば、賃貸住宅に住む独居高齢者が重度の認知症になってしまうと、賃貸借契約の更新は認めてもらえないでしょう。その時にうまいタイミングで特養などに入所できればいいのですが、できない場合、ロングショートで施設に「住む」しかなくなります。

Sさんは3つの施設を使い、ロングショートが2年8カ月続いて89歳になりました。外来に来るたびに、いつもつきそってくれる義妹から食事量が減ったと聞きました。重度の認知症になっていましたから、胃ろうなどの医療行為を説明しても本人は理解できません。義妹も積極的な医療を希望せず、最期まで施設で過ごし、看取ってもらうことを望みました。

しかし介護施設の答えは明快でした。「ショートステイは在宅からの一時預かりです。看取りはできません」

断られた直後、消化管出血を疑う下血があり、当院の内科に緊急入院しました。内視鏡では明確な出血はみられず、点滴と胃薬を投与しました。入院当初は衰弱していましたが、回復するにつれ点滴を抜いたり、大声を出したり興奮したりで、内科は対応できません。点滴のため四肢に浮腫が出てきました。

10日ほどたち、親族と看取りを覚悟しつつ精神科病棟の一種である認知症治療病棟に移しました。浮腫がひどく出ていたため、点滴は即座に中止しました。少しずつ食べられるようになりましたが、数カ月後に静かに息を引き取りました。90歳でした。

介護施設は長期入所なら嘱託医と連携して看取ることもできます。しかしショートステイはあくまで一時預かりが建前です。主治医は嘱託医ではなくかかりつけ医であり、特別な場合を除き訪問診療も訪問看護も利用できず、看取れません。例えば主治医である私がSさんを診察しようと施設を訪れても、保険診療はできないのです。

このため、ショートステイ中に最期を迎えそうになると、施設は病院への救急搬送を依頼します。最悪の場合、呼吸が止まっていても搬送し、死亡確認だけ病院で行うケースもあります。こうして、誰も望まない救急搬送が増えていきます。

介護職だけで看取るのは職員の人たちにも不安が大きく、負担がかかるのは理解できます。ショートステイ中でも訪問診療や訪問看護が利用できれば、施設で安らかな最期が迎えられるように思います。

(3) 食事拒む認知症女性、症状か、死に向かう意志か

高齢で衰弱した認知症患者が最期を迎える前、家族によくなされる質問に「食べられなくなった

らどうしますか」があります。延命治療の希望の有無を聞くものです。一方で、認知症の患者の中に「食べられない」ではなく、自ら食事を拒否する人も珍しくありません。

個体の維持に必要不可欠な食欲という本能を自ら否定する原因は分かりません。「食べないと死んでしまうので、食べましょう」と促したり、介助したりしてもかたくなに拒否する様子などを見ていると、死に向かう意志として自ら拒食を選び取っているようにみえることもあります。介護施設などでは拒食は精神症状とみなされ、それが精神科への入院理由となることもあります。

幼い頃の日本脳炎の後遺症で知的障害がある女性のKさん。養護学校を卒業して仕事につきましたが長続きせず、39歳で長野県の知的障害者施設に入りました。施設で興奮状態になると精神科病院へ入院し、おとなしくなると退院する、を繰り返していました。

63歳の時に当院の近くにある妹さんの家に引っ越しました。時々食事をとらない、失禁しても着替えないなど生活が困難になり、2年後、精神科を受診しました。アルツハイマー型認知症と診断され、即日入院しました。

調子のいい時は少し会話ができ、カラオケで童謡を歌ったり、作業療法の塗り絵をしたりしていました。ただ、何のきっかけもなく食事や介助を拒否することがあり、具合を聞いても、無言で目を閉じるか、「知らない」「具合悪い」と答えるだけです。体の病気は見当たりません。

拒食の認知症患者に抗認知症薬を貼ると、食欲が戻ることがあります。この薬によって食欲を増進するホルモンが分泌されるからです。Kさんにも試しましたが、効きませんでした。何日も食事をとらなくなったため、鼻から胃に管《くだ》を入れ、栄養を流す経鼻栄養をしました。本人が嫌がり管を抜こうとするため、やむをえずベッドに拘束しなければなりません。胃が刺激されるためか、縛られて強制的に栄養を入れられることを苦痛に感じてか、1週間ほど経鼻栄養を続けると食べ出すので、中止します。

拒食・経鼻栄養を繰り返すため、妹さん宅に戻って在宅介護を受けたり、施設へ移ったりはできません。居場所は精神科病棟にしかないのです。入院が長引き、72歳ころから衰弱が目立ち始め、経鼻栄養をしてもなかなか自力摂食を再開しなくなりました。最初は食欲回復を狙った急性期の治療のはずだったのに、亡くなるまで管を入れ続けなければならない恐れが出てきたのです。その頃のKさんは拒食でない状態でも、壁をつたってやっと歩ける程度まで弱っていました。

妹さんには定期的に病状を説明し、治療方針を相談していました。妹さんは延命治療を望みませんでしたが、「姉が元気になるのであれば、続けてほしい」と経鼻栄養の継続を希望しました。

徐々に経鼻栄養の期間が長くなり、頻度も増えました。外泊中に転倒し大腿骨《だいたい》を折るなどさらに衰えも進み、車椅子で過ごす時間が増えました。

74歳を迎えた直後、再び拒食になりました。改めて妹さんと相談しました。「衰弱が著しく、経鼻栄養をしても回復しない可能性が高いです。苦しいだけの治療になります」と話すと、妹さんは「分かりました。本人の負担になる治療はしなくて結構です」。

経鼻栄養はもちろん点滴もせず、5日後、妹さんや仲間に賛美歌を歌ってもらいながら、Kさんは穏やかに旅立ちました。

家族が延命治療を望まないのは、「回復しない」場合に限られます。しかし回復するか否かは不確実で、医師にも正確な予後を見通すのは難しいのです。ここに医師の葛藤があります。

(4) 認知症患者の「延命治療」と向き合う

高校卒業後、会社員として60歳の定年まで働き続けたYさん。66歳の時、集中力が低下し、物忘れが目立つようになり、認知症外来を受診しました。私は初期のアルツハイマー型認知症(AD)と診断しました。

当初から抗認知症薬を処方しましたが、症状は徐々に進んでいきました。70歳の頃には診察時に突然「バンザーイ!」と大声を出すなど、ほとんど対話できなくなりました。この頃からおむつを常用し、着替えも介助が要るようになりましたが、何をされているか分からない本人は、介助する奥さんに激しく抵抗したり怒ったりすることが増えてきました。

何でも口にしてしまい、新聞を破いて口に入れたり、孫のおもちゃを食べてしまおうとしたりしました。72歳の時、胃潰瘍と腎盂《じんう》腎炎で入院。これをきっかけに症状はさらに進み、歩行も不安定になりました。

ADは進行を遅らせる処方薬があります。保険承認された薬は当然効果があると思われていますが、実際はYさんのように効かない場合も多いのです。「夫がADだと言うたび、薬はのませているのか、病院に行ったのか、お前の対応が遅かったからだと夫の親族から責められる。薬をのんでも症状が進む患者がいることを知って欲しい」と、げっそりとやつれた顔で嘆いた奥さんの顔が忘れられません。またADと聞くと「何年たったらどうなる？」と多くの人が聞きたがりますが、千差万別で予測できません。肺炎、がんなど体の病気やけが、配偶者との死別や転居など環境の変化が原因で一気に進むこともあります。

自宅で介護できなくなったYさんは老人保健施設に入りました。しかしふらつきながら歩き回り、止めようとする職員に暴力をふるうため、精神科病棟の一つ、認知症治療病棟に入院しました。

本人は、知人が何本もの管につながれて亡くなっていくのを見た経験があり、病気になる前から「延命治療は望まない」と明言していました。治療方針を決める役目の奥さんもそう考えていました。ただ入院10カ月後から熱が頻繁に出て衰弱してくると、本当に何もしないでよいのか不安になり、初めて子どもに相談しました。

長男は抵抗があるようでしたが、本人と母親の意思を尊重し、人工栄養を含めた延命治療を行わない方針を決めました。この際「酸素吸入、点滴、抗生剤投与などの医療行為について、医師が選択、判断する」と明記しました。こうしておかないと、そのたびに家族の意向を確認することになりかねません。確認し、家族の判断が揺れたりすると、本人に負担がかかる治療が選択される可能性も出てくるのです。

約1カ月後、消化管から出血し、口から血を吐きました。顔面蒼白《そうはく》になったYさんを見て長男が

「延命治療は望んでいないが、それはすべての医療行為を行わないという意味か。本人に苦痛があれば原因を調べ、治療してほしい」と言いました。胃カメラで胃の粘膜が荒れていることを確認、胃薬を処方しました。症状も改善し、食事も再開しました。さらに1カ月後、73歳で穏やかに旅立ちました。

「延命治療をしない」の意味は、「すべての医療行為をしない」ではなく、苦痛を与える症状は最期まで改善の努力を続けることだと改めて認識させられる症例でした。

（5）「動ける認知症」男性が精神科病棟でかなえた最後の希望

認知症が進んで自宅で一人暮らしをすることはできず、かといって介護施設にも入れない。「動ける認知症」患者は精神科が引き受けるしかないこともあります。

Nさんは両親が他界して十数年、一人暮らしをしていました。野菜を配送する仕事をしていましたが60歳で定年を迎え、その後は食事もろくにとらず、テレビを見ながら1升のお酒を3日で空け続ける生活を続けました。妹さんがお弁当を持っていっても手を付けず、冷凍庫に直行です。アルコール依存症を疑った妹さんが「病院へ行こう」と言っても「面倒だ、問題ない」と聞き入れません。

66歳になった年の11月、食事がのどを通りにくい、たんが多いと訴え、妹さんと一緒に当病院の内科を受診しました。Nさんの父親は食道がんで亡くなっており、父親が食事がのどを通りにくくなる症状を訴えていたのを覚えていて、自分もそうではないかと疑ったのです。内科では「今年の初めころから、この症状が出た。酒を飲んでも吐いてしまう。食道がんだろうか」と訴えました。

胃カメラで診ると、Nさんが言う通り。食道がんが大きくせり出して食道を狭め、食べ物が通りにくい状態でした。つばもうまくのみ込めずに誤嚥性肺炎を起こしていました。悪臭がきつく衣服も汚れ、点滴のためにアルコール消毒すると、黒いあかが出るわ出るわ。4年間も入浴していないとのことです。理由を聞くと「そんなことをしても意味がない」と言います。大量のアルコール摂取を原因とする認知症と診断されました。入院し、即日ステントと呼ばれる網状の管を通し食道を広げる手術をしました。液体の栄養剤は飲めるようになりましたが、固形物は許可が出ません。なのに病院の売店や近くのコンビニで団子を買って食べ、ノドに詰まらせるなど、指示を全く守れません。注意してもすぐに忘れ、同じことを繰り返します。

落ち着きがなく、消灯後も病室のドアを何度も開け閉めしてほかの患者さんの迷惑になります。注意を守れず動き回るNさんを内科病棟はとても管理できません。たんや食べ物を詰まらせ、死亡する恐れがあるため一人暮らしには戻れませんし、要介護度1程度で、介護施設への入所は望めません。サービス付き高齢者向け住宅（サ高住《こうじゅう》）やグループホームへの入居も検討されましたが、金銭的に折り合いませんでした。仮にお金があっても、指示を守れず、しかも急変のリスクがあるとなれば断られたでしょう。「動ける認知症」患者は受け入れ先が限られるのが実情です。結局、精神科病棟で受け入れるしかなく、12月初めに移りました。

主治医の私は、Nさんが内科から精神科へ移った当日、ほかの医師やスタッフへの申し送り事項として「本人に病識がなく、固形物を詰まらせ窒息する可能性がある。家族も承知している。急変時の死因は食道がんとして下さい」とカルテに書きました。当夜に急変して死亡してもおかしくない状況だと判断したためです。精神科では静かで、一日の大半を病院のホールで過ごしました。依然、たんが多く、時折、吸引をする必要がありました。正直に申し上げれば、一般の病院ならステント手術を終えた時点で、主訴である「のどの詰まり」は解消したし、「生活できるから」と退院させていたでしょう。そうなれば早晩のどを詰まらせ、孤独死したと思います。

Nさんの生活の質を高めようと妹さんと相談しました。妹さんは「この先、長くないなら、食べたいものを食べさせてあげたい」と言いました。1月末、本人の希望を聞くと「焼きそばが食べたい」と言います。それでカップ焼きそばをつくり、窒息に備え吸引器を用意しながら食べてもらいました。むせはしましたが、看護師が細かく切った焼きそばをすべて平らげ、本人も満足げでした。数日後、深夜にホールで、粘り気のある大量のたんを詰まらせ、心停止しているところを発見されました。

危険を承知しながら食事をさせたことに批判もあるでしょう。でも認知症は治せません。それなら本人の希望をかなえるのも我々の使命だと思います。

（6）家族の「点滴くらい…」は患者の負担になる

認知症は入院しても治せません。症状が進んで本人が提供される医療の判断ができなくなると、主に家族に治療方針を説明し、同意を得ます。その時、いつも感じるのは「延命治療」に対するギャップです。その典型が点滴です。

ここでいう延命治療は、それを行うことによって余命は長くなるものの、症状が回復する見込みがないものを指します。家族のほとんどは延命治療を望みません。ただ家族に具体的に「延命治療と聞いて何を思い浮かべますか」と聞くと、「人工呼吸器をつける」「様々な管につながれる」などが大半です。だから最期が近づき、自力で食事できなくなると「点滴くらいしてほしい」と言い出します。

しかし終末期の点滴は命を延ばす効果より、本人への負担が大きいのです。全身がむくんで苦しむことも多いですし、高齢者の末梢《まっしょう》血管はもろく、数時間おきに針を刺し直さなければならない場合もあり、苦痛を伴います。その意味で典型的な延命治療と言えます。

家族は本人の負担になるか考えず「点滴くらい」と言います。誤解を恐れずいえば「医者に、できる限りのことはやってもらっている。私たちは見捨てていない」と思いたいからです。家族だけではありません。医療スタッフから「病院なのに点滴しないんですか」と半ば詰問されることもあります。医療者にとって治療をしないことは、自らの存在を否定してしまうことになるからです。治療しないからといって、何もしないわけではありません。看護師や介護スタッフが手厚くケアします。口の中を清潔にする、ヒゲをそる、まめに声をかける、手を握る……。ほかの病棟なら体をふくだけのところを、心地よくなってもらうため、数日に一度は入浴してもらいます。結果として亡くなる数時間前に最期の入浴をした人もいます。

考えるべきは、「どうしたら、本人の利益が最大になるか」です。末期《まつご》を迎えた人には医療よりケアが必要なのです。

◆　◆

ここまで精神科で認知症患者を看取った例をお話ししてきました。紹介した例を含め、精神科への入院を私から勧めたことはありません。「暴れて手に負えない。入院させてくれなければ一緒に死にます」という家族、ほかの入所者に迷惑をかけるばかりの高齢者を抱えておけない介護施設、誤嚥性肺炎を治したので退院させたい病院……。実態は、ほかに引き受け手のない認知症患者の「駆け込み寺」になっています。

精神症状や問題行動を強い薬で抑え、短期で退院させる方法もあります。そして、それを望む周囲の人々もいます。でもそれでは根本の問題は解決できず、鎮静でぼうっとした状態になるか、副作用による転倒や肺炎で再入院することになります。

多くの認知症患者は、時間の経過とともに病棟の環境に慣れ、手厚いケアを受けて徐々に問題行動が治まっていきます。それが、入院が長期化する原因の一つでもあります。

精神科に認知症患者を長期入院させ、看取ることに批判があるのは承知しています。しかし駆け込み寺は現状、どうしても必要なものです。私はこれからも認知症患者の「居場所」と「死に場所」を提供していきます。（構成・畑川剛毅）

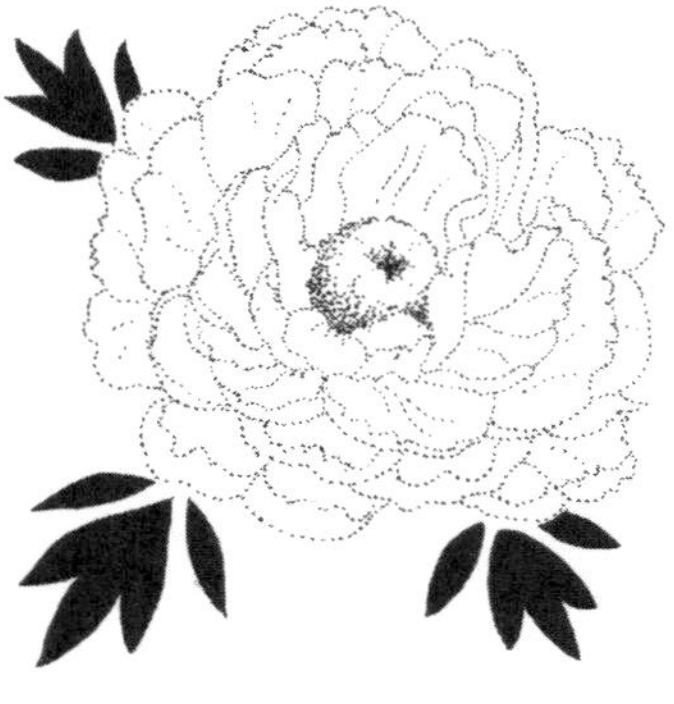

口から食べたい

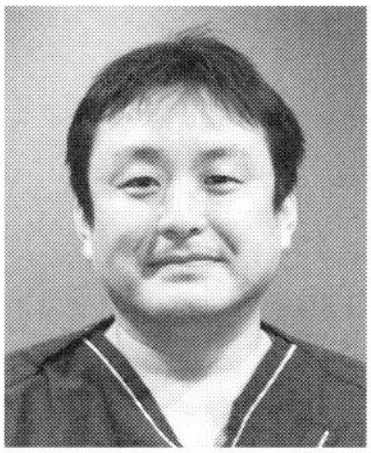

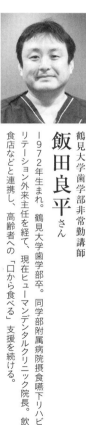

鶴見大学歯学部非常勤講師
飯田良平さん
１９７２年生まれ。鶴見大学歯学部卒。同学部附属病院摂食嚥下リハビリテーション外来主任を経て、現在ヒューマンデンタルクリニック院長。飲食店などと連携し、高齢者への「口から食べる」支援を続ける。

(1) 米寿で「口から食べた」ケーキの喜び

食べることは、生きる喜びの一つです。しかし、加齢や病気で口から食べられなくなる人は少なくありません。また入院を機に食事を禁じられる「禁食」となり、退院して自宅や施設に戻ってもそのまま最期を迎える方もいます。私は高齢者歯科を専門にする歯科医として、最期まで口から食べるための支援を続けています。このシリーズでは、そうした患者さんを紹介させていただきます。

初回は、川崎市の佐藤多美子さん（享年88）のケースです。「骨髄異形成症候群《こつずいいけいせいしょうこうぐん》」という造血に障害が出る病気でした。

2018年4月18日。訪問診療中に携帯電話が鳴りました。同行していた歯科衛生士、齊藤理子さん（46）が勤める吉武歯科医院（同市）からでした。市内のサービス付き高齢者向け住宅のケアマネジャーから、訪問依頼の電話があったというのです。「入居者の女性（多美子さん）が入院中、誤嚥性肺炎を起こして『禁食』になり、3カ月ほど点滴だけで栄養を取っていた。退院した今もそうだ。でも娘さんは『口から食べる』ことを強く希望している」

歯科医院のスタッフが電話の様子から緊急性を感じ、移動中の訪問診療車に電話してきたのです。当医院での私の勤務は週1回です。「今日を逃すと1週間後になる」と思い、急きょ次の訪問先の前に寄ることにしました。ケアマネジャーに電話をして、許可をとりました。担当在宅医には、鼻からカメラを入れて、のみ込み機能を確認する「嚥下内視鏡検査」の許可をとりました。

多美子さんが住むサ高住に着くと、次女の千加さんが話しました。「母は入院前は、普通の食事をとっていたんです。きっと口から食べられるはずです」。私と齊藤さんは、その熱い思いに応えようと思いました。

入院していた病院の主治医からは、療養型病院への転院を勧められたそうです。でも千加さんは、お母さんが一生点滴でベッドに縛りつけられる生活ではなく、少しでも普通に食べる生活に戻してあげたいと強く思いました。たまたまチラシに載っていたサ高住に見学に行ったところ、その思いをわかってくれ、入居を決めた、とのことでした。

1週間後再び訪問し、内視鏡検査でのみ込み機能を調べました。お茶やプリンで食べる能力を確認したところ、機能はおおむね良好でした。「これはいける」。とろみを付けた食べ物などで、徐々に食べる訓練を始めることにしました。

ところがある日、貧血を起こし救急搬送されます。そのときの血液検査のデータを見て驚きました。主治医やケアマネジャーのいう通り、状態はとても悪かったのです。5月27日の誕生日前後に、米寿のお祝いをしようと思っていたのですが、急きょ早めることにしました。

5月9日、佐藤さんのいるサ高住に我々もお邪魔し、施設職員とともに米寿のお祝いをしました。普通のケーキを食べるのは難しかったので、のみ込みやすい特注のケーキを頼みました。横浜市のフレンチレストラン「HANZOYA（ハンゾウヤ。現在は閉店）」が製造・販売する、嚥下ケーキ「フェリシテ」です。ぱさつかないように特別な食材を加えたスポンジケーキの上に、いちごのムースやゼリーを載せたものです。真ん中のプレートには「祝米寿　たみこさん88歳」と書かれていました。

齊藤さんは持参した旗などで、部屋にお祝いの飾り付けをしてくれました。みんなで「ハッピーバースデー♪」と合唱した後、多美子さんは丸いホールケーキの真ん中に立てたろうそくの火を力強く吹き消しました。笑顔で、ケーキ8分の1カットを完食しました。プリンやババロアのようなものは用意しやすいのですが、やはり誕生日には「ロウソクの立てられる」ホールケーキが最適です。

約1カ月後、多美子さんは旅立ちました。その後、齊藤さんとご自宅にお邪魔し、線香をあげさせていただきました。千加さんは、悲しみの中にいながらも「お二人のおかげで、食べられないとされていたのが、もう一度食べることができて、米寿のお祝いまでできました。退院した後に口にしたもので、あれほど喜んで食べたものは、ほかにありませんでした」と言って下さいました。

そして、葬儀に参列する親族向けに作ったアルバムを見せてくれました。誕生日のお祝いをしている多美子さんの写真に、こうコメントが添えられていました。「……施設の方々、訪問歯科の先生方など周りの方々に恵まれ、二度とできないと言われた『口から食す』ということも叶《かな》い、真摯《しんし》に向き合って下さる思いやその温かさに感謝の日々を送っておりました。……今回のことで『食』の大切さを実感しました……」

この出会いで感じたのは、強い家族の「思い」です。千加さんの熱意がなければ、お母さんの米寿のお祝いもなかったでしょう。

多美子さんは入院を機に、口から食べることが途絶えてしまいました。病院ではなく自宅や施設という「生活の場」であっても、とりまくチームの熱意や適切な評価と対応のもとで、食を通じた喜びのある生活が再びできることもある。そのことを知ってもらえればと思います。

（2）ガーゼで味わった「数口」のコーヒー

亡くなった後に、体を清める「エンゼルケア」を知っている方は多いと思いますが、我々歯科では、「きれいな口で旅立つ」お手伝いをしたいと願っています。今回は、川崎市の林錦司《きんじ》さん（享年80）のケースを紹介します。

私と錦司さんとの出会いは、2013年9月の大学病院からの訪問診療でした。その2年前から在宅医からの依頼で口腔《こうくう》ケアなどを実施していた（現在私が週に一度勤務する）吉武歯科医院から、「食べる機能」の精査を頼まれたのです。大腸がん手術後の絶食の影響もあり、食べる力がかなり落ちている、とのことでした。

それまでの経緯をお話しします。同医院から訪問していた歯科衛生士、齊藤理子さんによると、錦司さんは4回の脳梗塞を経験していましたが、ほぼ通常の食事をとっていたそうです。通常食に近い刻み食、水分は軽いとろみをつける程度で大丈夫でしたので、そうした食べる機能が落ちないよう、定期的な訪問で「食べる力」の維持に努めていました。

錦司さんは高次脳機能障害もあり、言葉はほとんど出ませんでした。でもスリッパを履いていないときには、「履きなよ」と気を遣うような優しい方だったそうです。

齊藤さんは、口の中をスポンジブラシなどできれいにする、いわゆる「口腔ケア」のほか、様々な方法で「食べるためのリハビリ」を試みました。具体的には、「パ・タ・カ・ラ」と発音したり、舌を前後左右に出したりして、口の周りの筋肉を鍛えるのです。縁日などで売っているおもちゃの「吹き戻し」を使うこともありました。

特に、よくやっていたのは童謡を一緒に歌うリハビリです。もしもしかめよ♪の「うさぎとかめ」や、でんでんむしむし♪の「かたつむり」などの歌詞をスケッチブックに書いて、それを見てもらいながら、一緒に歌いました。無理かと思えたときにでも、あきらめないで歌い続けていると、わずかに口が動き、たしかに歌を口ずさむ動きとなりました。

およそ半年を過ぎると、上達してきました。吹き戻しも「ピー」と勢いよく2〜3回できるようになりました。童謡もおなかから声が出て上手になってきました。

ところが13年3月、虚血性大腸炎と大腸がんで入院。手術後、絶食して点滴のみの期間がしばらく続き、胃ろうをつけることになったそうです。そのため、再度、口から食べるためには専門家の評価が必要だろうとなって、大学病院に先の依頼があったわけです。

退院後に私は、鼻から細いカメラを挿入してのみ込み機能の評価をする「嚥下内視鏡検査」を在宅で行いました。アイスクリームを食べ、水を飲んでもらいました。飲み込んだ後にはのどにアイスクリームが残ってしまう状態でしたが、少量ならば安全にのみ込むことが確認できました。そのため、まずは錦司さんの12月の誕生日に向け、在宅医や訪問看護師を含めた「チーム医療」で、あきらめずにリハビリをしていくことになりました。

錦司さんは根気強く、食べるためのリハビリを続けました。こちらの指示に応えることは難しかったので、指で舌を押し込んでそれに抵抗してもらう訓練や、童謡を一緒に歌う訓練を続けました。時々かすかな声で歌うことができました。「錦司さん、歌えた！　すごいですね」とご家族とともに喜びました。また、のみ込みには全身の筋力も影響するため、首や肩を動かしたり、腕を上げたり下げたりといった訓練も続けました。

ご家族の介護は大変献身的でした。妻の朝子《ときこ》さん（81）をはじめ、長男幸雄さん（53）と次男武司さん（48）が、お父さんの介護をされていました。近くに住む幸雄さんは仕事帰りに毎日寄り、胃ろうの管理などを手伝ってくれました。同居する武司さんは、仕事から帰ると1時間ほど、口腔ケアやリハビリの手伝いをされていたそうです。

13年10月、「さあ、調子が良くなってきた」という矢先のことです。5回目の脳梗塞になってしまいました。落胆する中でも、歯科衛生士の齊藤さんは、入院中の病院まで足を運び、口腔ケアを行いました。

年明けに退院されましたが、かなり体力も落ちていました。冷たいタオルや温かいタオルで交互に顔を拭き、感覚を刺激しました。大好きなコーヒーをガーゼに染みこませ、舌で味わってもらいました。

14年5月28日夜。錦司さんは、ほとんど反応がありません。危篤で「あと2日ほど、かもしれません」と在宅医から伝えられた5日目の夜にお邪魔しました。いつものように齊藤さんが「錦司さん、お口の中きれいにしますねー」と声をかけながら、口腔ケアを始めました。

口の中は乾燥し、出血もありました。口内のあかはスポンジブラシできれいにして、かさぶたは出血が止まらないのでそのままにしました。渇きを潤して、歯ブラシで汚れを取り、またスポンジで拭きました。ケアの終了後には、お茶をガーゼに含ませて「末期の水をとるように」奥様とご子息の見守る中で、乾いた口と唇を湿らせていただきました。

翌朝5時すぎ、錦司さんは旅立ちました。間もなく齊藤さんの携帯に電話がありました。そして、朝子さんは「最期にお口をきれいにしてくれて、ありがとう」と言われたそうです。「尊厳ある口」で逝ってもらうことも、我々歯科の使命と考えています。全身全霊で最期の呼吸をされる中、ご家族が顔を寄せても、におわない清潔な尊厳のある口をつくりたい。そう思っています。

後日談ですが、うれしいことがありました。次男武司さんが、看護師を目指し始めたというのです。40歳を過ぎていましたが、何と会社を退職、横浜市内の看護専門学校に入り、現在2年生だそうです。そのきっかけには、お父さまをサポートした医療や介護の方々の活躍があったそうです。

錦司さんはコーヒーが大好きで、朝子さんが作ったブラックコーヒーを、小さなティースプーンでしたが、いつもおいしそうに口にふくんでおられました。旅立つ時が近い頃には、ガーゼにコーヒーを染みこませたものを舌に当てることで味わっていただきました。

「おかゆを食べられるようになった」といった結果にはなりませんでしたが、ご本人もご家族も、その「数口《すう》」に満足していただけたかもしれません。亡くなった後、朝子さんも「あきらめないで、ここまでやってくれて本当にうれしい」と言って下さいました。

我々は、「生活の場」という在宅への歯科訪問診療ではありましたが、食べる機能の評価とそれに基づいたリハビリを関係者とともにさせていただきました。何よりも残された錦司さんの「食べる力」を支えたご家族の愛情と信念が、「コーヒー数口」につながったのだと感じた、思い出深い患者さんでした。

（３）がんで舌失っても、外食でお肉を楽しむ

私たちは、患者さんと一緒に外食に行き、実際にちゃんと食べられているか、確認することがあります。患者さんによって食べられるようになる量や食事の形態は違いますが、華やいだ雰囲気の中、食事を楽しむ姿を拝見するのは、この上ない喜びです。

今回と次回は、そうした患者さんを紹介します。まず舌がんで舌の切除手術を受けた神奈川県内の80代の男性です。

２００９年4月、鶴見大学歯学部附属病院の口腔外科で、舌がんのため舌の右半分を切除されました。同時に舌の周囲のリンパ節や、のみ込み（嚥下）関連の筋肉も切除しなければなりませんでした。

多くの人は普段意識しないと思いますが、舌は、食べるときに大変重要な役割を果たしています。かんだものを巧みな動きで塊《かたまり》にして、のどの奥に送り込んでいくのです。ですので、舌を失ったりまひしたりすることは致命的です。そのためこの患者さんには、胃に穴を開けチューブで栄養を入れる胃ろうをつくり、栄養をとるようにしました。

そこで我々は、機能訓練とあわせて、院内の歯科技工士とともに、「舌の機能を代用する入れ歯」の製作に取りかかりました。口からのどの奥へと送り込めるように、特殊な機能をもった上下

の義歯です。下側は凹型、上は凸型になっています。下側は、２cc弱の「くぼみ（ため池）」をつくるイメージです。この「ため池」が深すぎると、のみ込む量が多くなり、誤嚥のきっかけとなるので、ちょうどいい加減の量にするのがポイントでした。さすがに舌の複雑な動きは再現できませんが、カチッと上下が合うと、飲み物や食べ物がのどの奥へ送り込まれます。

義歯が完成し、手術から半年後には、ペースト状の食事をある程度むせずに食べられるようになりました。食べるためのリハビリに使用する「訓練食」は、毎回奥様が手作りし持参されました。春菊やアスパラ、いちごをすり鉢でペースト状にしたものや、おかゆ、マンゴープリンなどを準備し、外来で訓練を続けました。歯科衛生士や管理栄養士らもサポートしました。

義歯にも慣れ、むせることなく食べられるようになってきたので、翌10年の9月、外食にお誘いしました。知り合いの和食店「井魚家《いざかや》いむら」（川崎市）です。ご本人は日本酒が大好きだったからです。

店主に話をすると、「ちょっと怖いなあ」と渋い顔をされましたが、嚥下食のレシピ本をお渡しし、参考にしていただきました。

私が、この外食を実現させたかったのには、理由がありました。もちろんご本人のためなのですが、奥様のためでもあったのです。口から食べられなくなってしまったご主人に申し訳なくて、ずっと外食に行っていなかったのです。同窓会にも行けなかったといいます。「自分だけ楽しむのが、申し訳ない」と話していました。

当日は、ご本人と奥様、私のほか、口腔外科医らも同席しました。店主が、渡した本で研究し、ペースト状のおつまみを作ってくれました。ぶり大根やタイ、甘エビや枝豆をミキサーにかけ、さらにすり鉢でトロトロにしました。あまりに彩りが鮮やかだったので、私が冗談で「食紅でも入れたんですか?」と聞いたほどです。

ご本人は、この「ペースト状のおつまみ」の見た目も楽しみながら、スプーンで少しずつすくって味わいました。そして、このころには一度に口に入れる量を上手にコントロールできるようになっていましたので、日本酒をチビチビ楽しむことができました。

またこの日は、イーエヌ大塚製薬の方も参加、「摂食回復支援食　あいーと」を持ってきてくれました。牛肉、鶏肉、豚肉など、見た目はそのままなのに口の中で簡単につぶせるよう加工されたものです。久しぶりのお肉、ご本人は笑顔で食べていました。そして何より、奥様も笑顔でいらっしゃったのが印象的でした。

しばらくして手紙をいただきました。「私も、主人の前でお肉を口にすることができなかった。夫婦ともども、久しぶりのお肉を口にした喜びは一生忘れることはできません」。お連れしてよかった、と心の底から思いました。

17年4月にも、「いむら」にお連れしました。このときは工夫された手の込んだ和食料理がふるまわれました。あん肝豆腐、生ウニムース、のどぐろ煮付け、白エビとそら豆の卵とじ、塩アイス……。それぞれ店主がのみ込みやすいように、調理していました。ご夫婦、そして我々一同は、終始笑顔でおいしい料理とお酒を、夜遅くまで楽しむことができました。

この日驚いたのは、ご本人が、そばをズルズルッと普通に食べていたことです。そばは嚥下障害のある人は、食べにくいものです。心配でしたが、何口もそばをおいしそうにすすっていました。

私はこれまで、食べることにチャレンジしている何人かの患者さんと、外食をご一緒させていただきました。我々の仕事の質を向上させる意味も含めて、こういう機会をつくることは大切であると感じています。在宅のチームとご家族で、「じゃあ、今度みんなで外食に行きましょう」と目標設定すると、患者さんのリハビリへの意欲も高まります。

医療者が患者さんと食事をする機会は、大変少ないでしょう。でも我々の仕事は、患者さんにご飯を食べてもらうことが目的です。ですから外食での患者さんやご家族の笑顔を見ると、とても幸せな気持ちになれるのです。

（4）神経難病でも、嚥下フレンチを3世代で

今回も、外食をご一緒させていただいた患者さんを紹介します。川崎市に住む69歳の女性です。2016年11月から訪問診療をしています。

徐々に体のコントロールがきかなくなる神経難病「多系統萎縮症」で、人工呼吸器の力をかりて療養されており、意思疎通は難しくなっていました。のみ込む力は弱くなっているので、食事は胃ろうからされています。ティースプーン0・5～1杯の飲み物を口に入れて、ゴックンとのみ込む

のに数分かかることもありました。同居するご次女（33）と、同じマンションに住むご長女（36）、お姉様に介護されていました。

神経難病は症状が進行していきますので、いつかは食べることも困難となってしまいます。ですので食べられるときに、ご家族たちとの「外食」で思い出をつくってあげたい。そう思った私は、のみ込みやすい嚥下フレンチのフルコース「スラージュ」を提供する横浜市のレストラン「ＨＡＮＺＯＹＡ（ハンゾウヤ）」にお誘いすることを決めました。

神経内科専門医で在宅医の小野寺直樹医師（49）＝川崎ヒューマンクリニック＝に、万が一に備え同席を依頼すると、快く了承いただけました。ＨＡＮＺＯＹＡのシェフ、加藤英二さん（49）には「スプーン１杯の液体に、すべてのうまみを凝縮させて下さい」とお願いしました。

スラージュは、加藤さんらシェフや歯科医、介護食メーカー社員らとともに、１年かけて開発したメニューです。私が、東日本大震災のボランティア活動を通じ知り合った加藤さんに「嚥下障害で食べられずに困っている人たちがいる」と何度か伝えたところ、「それなら一緒に嚥下フレンチを開発しましょう」と応じてくれ、試作が始まったのです。魚や肉はピューレ状に、スープやソースはくず粉などで、のみ込みやすくしました。さらに「味」と「見た目」を追求し、嚥下障害のある人もない人も、一緒に楽しめるものになっていきました。

ただ今回は、のみ込めるのは液状で、ティースプーンで１口か２口です。おいしさもそこに凝縮しなければなりません。通常のスラージュからさらに発展した発想が必要でした。加藤さんたちは、かなり悩んだようでした。どんな形態のものが出てくるか楽しみでしたが、想像がつきませんでした。

そして18年9月、その日がやってきました。お姉様や二人のお嬢様、お孫さんのほか、訪問看護師や歯科衛生士ら計11人が参加しました。運ばれてきた食事を見て、加藤さんたちシェフの「熱い思い」に胸が熱くなりました。

何時間もかけて、マツタケや牛肉のエキスをスープやゼラチン状にして、すてきなお皿に入れて出してくれたのです。また食材の一つ一つ、例えばオマールエビやマツタケをテーブルに飾り、「見た目」と「香り」でも楽しめる仕掛けをして下さいました。しかもマツタケは、加藤さんたちが山梨県の山中に入り、8時間以上探して見つけてきたものでした。「普通手に入らないものを用意して、ご家族にも『うらやましい』と思ってもらえる料理を作りたかった」と加藤さんは話していました。

この日驚いたのは、ご本人が、自宅での訓練のときと違い、のみ込む時間が短くスムーズだったことです。参加した全員が、「あれほど良いのみ込みを見たのは、初めて」と口をそろえていました。おそらくあの素晴らしい料理と雰囲気が、そうさせたのかもしれません。

加藤さんによると「マツタケエキス」は、まず牛肉のコンソメにカツオの出し汁を混ぜ、そこにマツタケのじくをスライスし、60度ぐらいで蒸して香りを移します。さらに焼いたマツタケのかさから汁を搾ると、出来上がりです。1本360グラムのマツタケから40ccのエキスになりました。「肉エキス」も、多くの手間がかかっていました。牛肉の骨とスジの出し汁と、赤ワイン煮の出し汁を煮詰めたものでソースを作ってもらいました。合計3キロの牛肉のうまみが、最終的には40cc

の肉のソースに凝縮《ぎょうしゅく》されました。

お嬢様たちは、テーブルに置かれたマツタケをお母様の顔に近づけ、香りを楽しんでもらいました。その様子をお孫さんたちがスマホカメラで撮影していました。加藤さんも「料理を通じて、3世代の方々をつなげる場を提供できてうれしい」と言って下さいました。最後に、ご親族3世代で記念写真をパチリ。はしゃぎ回るお孫さんと、ご本人の笑顔が印象的でした。

この外食を実現できたのは、ご家族の愛情やシェフのみなさんの情熱があったからです。そして理解のある在宅医、訪問看護師や歯科衛生士ら、その思いを共有できる医療者の支援もあってこその「3世代フレンチ」であったように思います。

(5) 思い出深い「数口のカツオ」

2011年に起きた東日本大震災で、私の属する鶴見大学歯学部は、被災地に多くの学生や歯科医らを派遣しました。宮城県気仙沼市の小学校での学習支援のかたわら、地元歯科医師会員の支援として、仮設住宅や介護施設を訪問しました。

多いときは年8回訪問しました。1回につき3泊4日ほどで、患者さんら30~40人を診ました。そのお一人が、今回ご紹介する佐藤梅雄さん（享年80）です。脳梗塞を起こし気仙沼市立病院に入院、退院後は市内の自宅で療養されていました。奥さまと息子さん夫婦、お孫さんの3世代の温かな介護を受けていました。梅雄さんと私は12年11月に出会いました。口から食べることは難しく、胃ろうで栄養をとっていました。

同市では元々、言語聴覚士（ST）など「食べてのみ込むための（摂食嚥下）リハビリ」の専門家や在宅医が少なく、そこに震災が追い打ちをかけました。市内の歯科診療所は、32カ所から一時8カ所に激減しました。そんな中、全国から医師やST、看護師ら「食べる支援のプロ」たちが集まってきたのです。

それを地元で取りまとめていた一人が、震災当時の市歯科医師会長だった金澤洋さん（65）です。奥様で歯科衛生士の典子さん（61）のほか、全国からボランティアで参加した食支援のプロとともに、12年3月から梅雄さんへの口腔ケアと摂食嚥下リハビリを始めました。私たち鶴見大学のチームも参加、のみ込む能力の評価などをさせていただきました。

わずかなみそ汁やおかゆ、ゼリーなどを食べてもらい、その音を確認しました。ベッドに横たわる梅雄さんに「うまいですか？」と尋ねると、「うまい」と答えてくれました。のどに引っかかったとき、せき払いを何度かしてもらいましたが、気管に入りそうなものを吹き出せる力が残っていることがわかりました。「力強くていいですね」と耳元で言うと、うれしそうな表情をされました。

梅雄さんは、お刺し身が大好きでした。ずっと「カツオが食べたい」とおっしゃっていたので、金澤さんは知り合いのすし屋店主に相談しました。すると、カツオのハラスをのみ込みやすく、たたいて調理してくれ、在宅で食べる夢がかないました。

実は梅雄さんは、以前入院した際に「今度食べたら、死んでしまうかもしれませんよ」と言われたそうです。でも、本人の「食べたい」という思いを実現するため、奥さんや金澤さん夫妻が奮闘されたのです。

結果的にほとんど胃ろうからの栄養でしたが、口から食べる楽しみをいくらかでも維持できて良かったと思っています。14年12月、梅雄さんは穏やかに旅立ちました。

地元の医療・介護職の人たちは、最初は外部の人が入ることに抵抗もあったそうです。ただ全国からの食支援に関する専門家の支援で、徐々に食べられるようになり患者さんの表情が変わると、その意識も変わってきたということです。金澤さんも「震災で非常事態だった気仙沼に、鶴見大の先生たちが継続的に入ることで、多職種で連携して仕事をするチーム医療のきっかけとなった」と話していました。

震災という不幸な出来事ではありましたが、それをきっかけに、地域医療の資源が少なかった気仙沼に、多職種連携の小さな芽が生まれたのかもしれません。その中で、在宅での「口から食べる取り組み」も広まっています。

先日気仙沼に行った際、梅雄さん宅でお線香を上げさせていただきました。ご遺影を見ながら、ご家族の愛情と様々な支援で実現した「数口のカツオ」の思い出話に、みんなで笑顔の花を咲かせました。

（6）「最期まできれいで尊厳のある口」を支援

「最期まで口から食べる」をテーマにしたシリーズの最後は、私事ですが父の最期を交え、歯科の仕事と終末期医療について述べたいと思います。

父は歯科医でした。２０１６年、74歳で他界しました。膵臓がんのステージ４と告げられて、わずか58日後のことでした。父は、祖父（父の父）が脳梗塞で嚥下障害があったこともあり、食べる機能の障害について学びながら、父の介護をしたり、そのような方を診たりしていました。総合病院で告知を受けた帰りに、父のなじみのすし屋のカウンターで、語る言葉も少なく食べた食事が「最後の外食」となりました。

入院中の病院から連れ出して、先ほど紹介した「嚥下フレンチ（スラージュ）」を提供するＨＡＮＺＯＹＡ（ハンゾウヤ）で、「最後の晩餐《ばんさん》」を実現しようと思いましたが、機を逃してしまいました。薬で痛みからは解放されているようでしたが、食べる機能も衰えていきました。あれよあれよという間に最期は来てしまいました。

20年勤務した大学で、ある患者さんが笑いながら言いました。「先生ごめんなさいね。私も年をとるのは初めてなもので。どうしたら良いのか分からないんです」と。ここ数年、徐々に口の中が汚れて来院することが増え、心配していた方でした。衰えていく自分に苦慮しながら、でもそんな自分を受容しようと、穏やかに頑張っているように見えました。「初めてなもので……」。何と素晴らしい言葉でしょう。

そうです。私も親の最期は初めてだったのです。手続きや何やら、するべきことが次々にやってきて、あっという間に亡くなってしまったように思います。小説や音楽であれば、「最終楽章」を初めに想像して書くのかもしれませんが、人生は思うようにはいきません。突然であったり、想定外であったりということを痛感しました。

例えば「定年後には迷惑をかけた家族と一緒に旅行に」と考える人もいるでしょう。でももしかすると、定年となった途端に脳卒中になってしまうかもしれません。頑張ってきたのに、そのように倒れてしまう方に少なからず出会います。今生きていること、毎日の仕事、家事、そのことすべてが最終楽章なのではないでしょうか。終末期とは、今そのものかもしれません。

多くの人は「世のため、人のためでありたい」と思います。私たちは「口」を通じてそうありたいと願っています。そして「最期まできれいで尊厳のある口」の支援を目指しています。リハビリによって食べられるようになる方もいますが、食べるチャンスが限られている方もいます。どのような状況にあってもできることをみんなで模索して、わずか数口であっても食事を味わう喜びを実現したいと思います。

最後になりますが、私が今でも毎日のように思うことがあるんです。それは「最後にもう一度だけ、おやじと酒を飲みたかった」ということ。もちろん外食で。できればおやじのいきつけの店のカウンターで。いつものように言葉数は少なくていいのですが。（構成・佐藤陽）

特別編1　救命現場の悩み

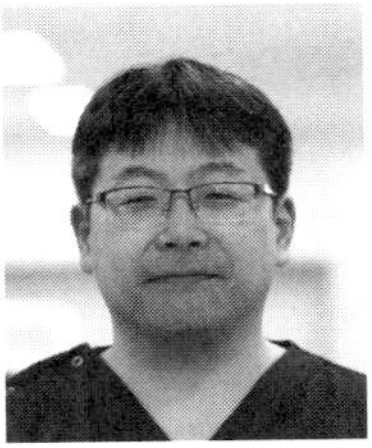

済生会横浜市東部病院副院長
山崎元靖さん
1970年、千葉市生まれ。慶應大医学部卒。同学部救急医学助教などを経て2008年、済生会横浜市東部病院救急科へ。17年から救命救急センター長、昨年から副院長を兼ねる。

救命現場の悩み1
――延命拒否なのに蘇生処置

この病院は横浜市鶴見区を中心に川崎市の一部も含め、年間2万4千人の救急患者を受け入れています。もちろん、救急医は1秒を争い救命に全力を尽くしています。しかし超高齢社会を迎え、救急搬送されてきた患者さんを救命すべきなのか、本当に悩むことがしばしばあります。

ある夜、末期がんの中年女性が心肺停止の状態で救急搬送されてきました。病院到着時、人工呼吸や心臓マッサージの1次救命だけでなく、当番の救命指導医の指示のもと気道にチューブを入れ点滴もする2次救命処置も行われていました。病院での治療でも女性は回復せず、間もなく死亡を宣告しました。すると翌朝、女性の主治医から「勝手に治療するんじゃない。なぜ救命処置をしたのだ？」とお叱りを受けました。

女性はほかの病院の緩和ケア病棟に入院し、延命を拒否する意思を明確にしていました。ところが外泊許可を得て自宅に戻った日に急変、心肺が停止してしまったのです。

家族も延命拒否の意思は知っていましたが、急変すると救急車を呼び、駆けつけた救急隊員に蘇生処置をするか問われ「息を吹き返すならやれることは全部やってほしい」と頼みました。横浜市の規則では、2次救命処置をするかどうかは、救命指導医に相談しなければなりませんが、救命を希望する家族を無視する指導医はいません。かくして、穏やかに死にたいと延命を拒否していた女性に濃厚な救命処置がとられました。

女性が急変した時、家族が緩和ケア病棟に電話していれば、あるいは救命処置をするか問われた時に「延命拒否の意思を持っていた」と告げていれば、状況は大きく変わっていたでしょうが、それを家族に求めるのも酷でしょう。

最期にどんな医療を望むか、厚労省はアドバンス・ケア・プランニング（人生会議）で、何度も話し合うよう勧めています。しかし、彼女のように最期の意思を明確にしていても、タイミングによっては別の結末を迎えることもあるのが現実です。

2019年末から東京消防庁は、本人の意思が確認でき、主治医と家族の口頭の同意があれば、いったん始めた救命処置を中止できる新しいルールの運用を始めました。一方、医師と本人が署名した書面を本人が持っていることを救命処置中止の要件とすべきだという考えの自治体もあるようです。海外では書面に法的拘束力を持たせている国もあります。本人の最期の意思にどれだけ添ってあげられるのかを考えると、それぞれのルールに一長一短があるでしょう。

どんなルールであれ、救急医は救命処置をすべきなのか、止めるべきなのか、物言わぬ患者が求める最期の医療は何なのか、毎日、悩み続けます。

【アドバンス・ケア・プランニング（ACP）とは】
もしものときのために自分が望む医療やケアについて前もって考え、家族や医療・介護職と繰り返し話し合い、共有する取り組み。2018年3月に厚生労働省が「人生の最終段階における医療・ケアの決定プロセスに関するガイドライン」を改訂し、その中で推奨されている。愛称「人生会議」。

救命現場の悩み 2 ―― 透析拒否のはずが…一転、了承

いまわの際《きわ》にどんな医療を受けたいか。最優先されるべきは本人の意思ですが、救命の現場ではそれが実現できない場合もあります。そして本人の意思に反した医療が必ずしも不幸を招くとも限らないのです。

ある日、河川敷で意識不明になっていたところを発見された60代の男性が救急搬送されてきまし

た。身元を確認できるものはありません。血液検査の結果、腎臓の機能が悪化、尿毒症と診断されました。人工透析で回復すると判断し、透析すると意識が戻りました。一安心です。

翌日、訪問看護師から「受け持ちの患者が行方不明になった。入院していないか」と問い合わせがありました。該当したのは前日の行き倒れの男性です。困ったことに、男性は腎臓の機能が落ち、いずれ透析をしなければならない状態でしたが「透析をしてまで生きたくない」と看護師に話していたというのです。私は結果として本人の意思に反した医療を行ってしまったのです。

さてどうするか。救急医は患者と面識がありませんから「透析を続けないと死にます。続けますか、中止しますか」といきなり切り出すしかありません。しかし、身寄りのない男性に最も身近な訪問看護師が「どうしたいの？　生きたい？」と尋ねると素直に「うん」とうなずきました。一転して透析を了承、専門病院に移り、やがて亡くなりました。

容体からして命を救うために透析以外の選択肢はありませんでした。それは自信を持って言えますが「透析なんかしてほしくなかった」と言われたら、どう答えることができたか。一方、男性のように、本人の意思が変わる可能性がある中で、救急医はどんな処置をするのが最善なのか、いまだに答えは出ていません。

ほとんどの患者と初めて接する救急医は、意識のない患者の意思確認のためにあらゆる手立てを講じます。家族がいれば家族と話し合いますが、単身高齢者は増え続けています。訪問看護師やケアマネジャー、生活保護受給者ならケースワーカーに日頃の様子を聞き、断片情報から意思を推定します。何十年も音信を断っていた親や兄弟を聞き出し、電話や手紙で連絡をとることもあります。「縁を切っているので、そちらで勝手に判断して下さい」と言われることも多いのです。

2018年、厚生労働省は「人生の最終段階における医療・ケアの決定プロセスに関するガイドライン」を11年ぶりに改訂。本人の意思は変わりうるもので、繰り返し話し合うことの重要性が強調されました。本人の意思が伝えられない救命の現場でも、最期まで揺らぎ続ける患者の心に寄り添えるよう、残された時間の中で救急医は〝正解のない問い〟を追い求め続けます。

救命現場の悩み 3 ――最期の40分、人生会議に参加

病院がある横浜市鶴見区では、区の医師会が在宅医療の患者さんに、病歴などを書き込むイエローノート（つるみ在宅ケアネットワーク連携ノート）を無料で配っています。

住所、氏名などの基本情報から病状、かかりつけ医の名前と紹介状、既往歴、服用中の薬の種類や量などを記入し、救急や災害の際は必ず持って出るようにお願いしています。

冒頭に、最期にどんな医療を受けたいかを具体的に示す「事前意思表明書（リビング・ウィル）」が書き方の説明書と共に入っています。「基本的な希望」で「最期を迎える場所」などを書き、続いて「終末期（最期）を迎えた時の希望」として「心臓マッサージなど心肺蘇生」「延命のための人工呼吸器」「輸血」「点滴による水分補給」など8項目について「してほしい」「ほしくな

い」に印をつける形で意思を表します。この書面に法的な拘束力はありません。

ある日、ショートステイ中の施設で突然、意識を失った70代の男性が救急搬送されてきました。病院に着いた時点で、人工呼吸器をつけないと間もなく心臓が止まる状態でした。男性がイエローノートを持っていることが偶然分かり、開いてみると、終末期には何もしてほしくないと書かれていました。

初めて接する患者の既往歴が分かるなど、イエローノートは救急医にもとても役立ちますが、家族が病院に到着しておらず、意識不明で独りベッドに横たわる患者とイエローノートを前に、私は蘇生処置をしない決断に迷いと不安を抱きました。

とっさにかかりつけ医に電話すると「家族も延命処置を望まない意思は固い。何もしないで下さい」と言われ、その後、連絡が取れた家族からも「延命処置は望みません」と明確に告げられました。蘇生処置をせずに家族の到着を待ち、40分ほどで心臓が止まりました。

事前意思表明書の扱いは常に慎重さが求められます。そこに表されている意思はあくまで書いた時点のものであり、変わりうるからです。病状の進み具合や周囲の環境も想定通りになるとは限りません。一部にある、リビング・ウィルを書くことを目的化し、「書いてあるから安心」「書いて終わり」とする風潮に、大きな危惧を覚えます。

アドバンス・ケア・プランニング（人生会議）では、最期に望む医療やケアについて話し合いを繰り返し患者の価値観や人生観を共有する過程が重要です。私が感じた迷いや不安は、この過程に加われない救急医の宿命のためでしょう。それでも救急医は患者が最期の思いを貫けるように努力します。初めてお会いしてからわずか40分、私は患者の最期の人生会議に加わっていたのかもしれません。

（注）ここで触れたイエローノート（つるみ在宅ケアネットワーク連携ノート）について、鶴見区医師会は「鶴見区医師会の医師が必要な方へ配布しているノートであり、個別にお譲りしておりません」としています。

救命現場の悩み 4 ――「引き算の医療」してみたけれど

ある日、80代の男性が激しい腹痛で救急搬送されてきました。進行したがんのために腸閉塞《へいそく》を起こしていることが分かり、便が通るように人工肛門をつくりました。

認知症が進んだ男性は、非常に怒りっぽくなっていました。点滴の針は抜く、栄養補給のために鼻に管を入れようとすれば暴れる。何をしても怒るのです。家族も困り果て、年若い孫にも暴力を振るうので、真剣に別居を検討していた矢先でした。

手術に耐えられるだけの体力が戻ったらがんを切除する段取りで、転院してもらいました。しかし、回復しないまま、2カ月後に戻ってきました。手術はできないし、体力回復のため拘束して栄養剤を流し込むのが本人の幸せとも思えません。6回にわたり家族に現状を説明し、最後は家族から「治療をやめて下さい。その方が本人も幸せだと思います」と申し出がありました。30分の抗生物質の点滴を1日2回するほかは、経鼻栄養をやめ、好きなものを食べてもらう、酸素吸入はせず各種のモニターもつけない。おしっこを出す管も外し、おむつにする。転倒の可能性は残るが一切拘束しない。自宅のベッドで横になっているのと同じ状態になりました。

すると、あんなに怒りっぽかった人がどんどん柔らかくなっていったのです。再入院して1カ月余り、医療を中止してから2週間余りで亡くなりましたが、最後は家族が「おじいちゃんとこんなに穏やかな時間が過ごせるとは」と驚くほどでした。

亡くなる日の朝、ノンアルコールビールを飲み、「うめぇ」とつぶやきました。むくみは一切なく、死に顔は安らかで、枯れるように亡くなりました。在宅医療では珍しくないのかもしれませんが、「自然死のご遺体はこんなにきれいなんだ」とスタッフも衝撃を受けていました。

家族も本人も満足されたと思いますが、病院で一切の医療を提供しない判断は例外です。別居を検討したほどだったので入院を続けるしかありませんでしたが、穏やかな日がもう少し続けば退院してもらう選択肢もあったでしょう。ほかの患者に同じことをしてあげられるとは思えません。病院の使命は医療の提供であり、あくまで治療の場であって、生活の場ではありません。医療を提供しなければ経営が成り立たず、病院の使命を果たせなくなるのです。

看取りの段階では、医療の提供を減らしケアに重点を移す「引き算の医療」が必要だと言われます。しかし、急性期の治療を担う病院では実現することが難しいのが実情です。この例を通して、「大きな病院なら何でもできる」のではなく、幸せな最期を迎えるには自宅や施設でしかできないこともあると痛感しました。

救命現場の悩み 5 ――むなしく増える「看取り搬送」

肉親が倒れた、見知らぬ人がけがをしている……。日本人なら誰しも119番で救急車を呼ぶでしょう。「呼びさえすれば何とかしてくれる」という信頼が根付いているからで、とても恵まれた社会だと思います。

日本の救急搬送は無料です。日本人は当たり前に受け止めていますが、先進国の中では例外です。「無料」が、安易な搬送依頼につながりやすいのは間違いありません。

在宅介護の高齢男性が肺炎で救急搬送されてきました。「人工呼吸器をつければ治ります」と家族にいうと「そこまでしなくていい」と返ってくる。ではなぜ救急車を呼んだのか。これは日常茶飯事です。

横浜市の規則では、救急車が患者を搬送しなくてよいのは、全身が腐敗しているなど「明らかに死亡している」場合です。さらに「呼吸していない」「体が冷たくなっている」「四肢硬直あるいは死斑がある」などの項目を全て満たせば、救命指導医の助言で搬送しない場合もあります。こうした「死亡による不搬送」は近年増え続け、一昨年は2700件。全出動回数の1%を超えました。

心肺停止で搬送されるのは年３５００人。搬送される人の50人に１人です。救命の現場でやり切れないのは「看取り搬送」の多さです。介護施設で夜間の見回り中に高齢者が心肺停止の状態で見つかりました。救急車が着き、前段の項目を確認しますが、呼吸が止まり脈がなくても、空調の利いた部屋で寝ていた高齢者の体は温かく、不搬送の対象にはなりません。蘇生処置をしながら救急搬送され、私たちが死亡を確認します。救命が目的ではなく、それまで会ったこともない救急医が死亡を宣告するための搬送です。施設で看取れれば、搬送の必要もありません。

また「心肺停止だ」と出動したのに、現場に着いたら家族らから蘇生処置を望んでいないと告げられ、戸惑う例も増えています。市の全救急隊員を対象にした調査で、実に94％の隊員が「経験した」と回答。その場合も８割以上の隊員が、通常の救命処置をしながら搬送しています。

救急車は限られた医療資源の一つです。人口３７５万人の横浜市で常時動ける救急車は77台。おおむね5万人に1台です。この台数で、増え続ける救急依頼に対応しています。

救急搬送は本人の希望に添えないデメリットもありえます。希望の有無にかかわらず濃厚な救命処置を施され、心肺停止では心臓マッサージで骨折の危険もあります。病状に応じて搬送先が選ばれ、通い慣れた病院に運ばれるとは限りません。

救急車の出動回数は10年前の４割増。実感として、本当に緊急を要する患者を救急車不足で搬送できなくなる日が来るのではないかと危惧しています。

救命現場の悩み 6

かかりつけ医と「人生会議」を

読者から救急搬送に関わる悩ましい質問が寄せられました。

質問者は、静岡県の81歳の女性。2019年に夫を亡くし、息子さんと二人暮らしです。血圧と骨《こつ》粗《そ》鬆症《しょうしょう》などの薬をクリニックで処方されていますが「元気で、病気の認識はない」。以前から「終末期には延命処置は必要ないと思っている」そうです。

質問は二つ。一つは、「急に家で倒れ、救急車を呼ばなかったら、息子が罪に問われるのか」。もう一つは「日中に倒れ、息子が帰宅した時点で私が死亡していたら、電話するのは110番か119番か」。

「罪になるのか」はよくされる質問です。「あとで警察に死体遺棄などで責められるのではないか」という不安からでしょう。二つ目も根本は同じで「警察か救急にまずは連絡しないといけない」という発想です。そこにはかかりつけ医に看取ってもらうという考えはありません。

質問者は「終末期」に「延命処置は不要」と思っています。ちなみに「最期まで本人の生き方を尊重することが重要」として、厚生労働省は2015年に「終末期」を「人生の最終段階」と言い換えました。まず倒れた時の状況が「人生の最終段階」にあるのかを判断しなければなりません。

でも、自分が「人生の最終段階」にあるのかは、自分で簡単に判断できません。がんの末期のように比較的予測が容易な場合もあれば、老衰などのように、ゆっくり死に向かう場合は、いつからが「人生の最終段階」なのか、はっきりしないことも多いのです。厚労省のガイドラインでも「人生の最終段階」であるかは、本人の意向や状態を踏まえ、医療・ケアチームの適切かつ妥当な判断によるべきだと解説されています。

そこでお勧めしたいのが、アドバンス・ケア・プランニング（ACP、人生会議）です。本人と家族、かかりつけ医ら医療・介護の関係者が話し合い、本人の人生観や価値観を共有してもらい、さらにこの話し合いを繰り返します。健康な頃から始めて構いません。その中で、どういう状態が「人生の最終段階」なのかを本人と周囲が知っていれば、慌てずに対処できると思います。質問者は息子さんを交え、今かかっている医師に相談しACPを始めて下さい。大きな持病がないからと遠慮する必要はありません。医師たちも元気なうちからACPを始めたいと思っています。

「人生の最終段階」でない状態で急に倒れた場合は、すぐに119番をするべきですし、最終段階にある場合は、まずはかかりつけ医に連絡して判断してもらうのがよいでしょう。こうした準備をしておけば、誰も罪に問われないと思いますし、110番か119番かと悩むこともありません。

（構成・畑川剛毅）

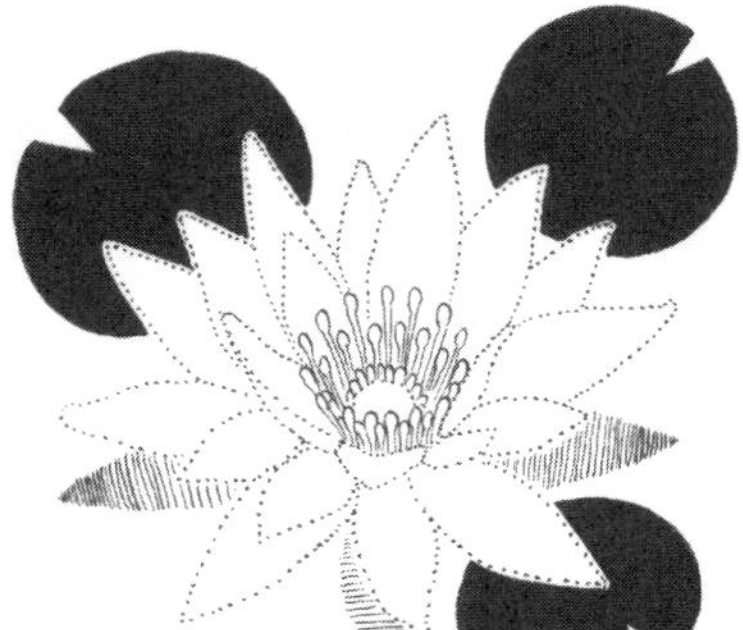

3章
老齢期を施設で過ごすということ

この章では、介護施設での先進的な取り組みを紹介している。東京都内の特別養護老人ホーム（特養《とくよう》）で常勤医を務める石飛幸三さんは、自然に枯れるように亡くなる「平穏死」を唱える。「一分でも長く、は愛情ではなく家族の執着」とも指摘する。横浜市の特養のケアマネジャー、小山輝幸さんは、自施設での看取りに積極的に取り組んできた。そんな中、「胃ろうをつけるかどうか」といった意向は、最期まで揺れるので、本人や家族の意思確認を継続的にしていくことの大切さなどを訴える。小規模多機能型の介護施設を運営する理学療法士の菅原健介さん。「超わがまま」な男性患者や何時間も歩き続ける認知症患者をサポートし続けた献身ぶりには、頭が下がる。

平穏死

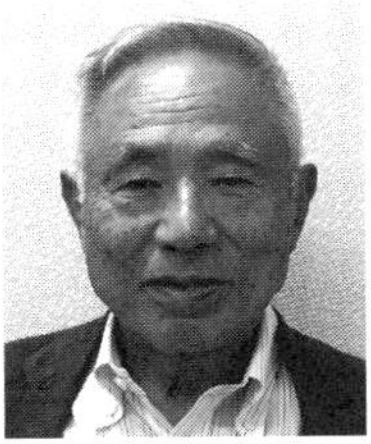

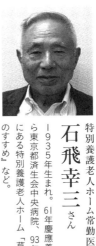

特別養護老人ホーム常勤医
石飛幸三さん
1935年生まれ。61年慶應義塾大医学部卒。専門は血管外科。72年から東京都済生会中央病院、93年副院長。2005年から東京都世田谷区にある特別養護老人ホーム「芦花ホーム」の常勤医。著書に『「平穏死」のすすめ』など。

(1) まるで「誤嚥性肺炎製造工場」

「二人のモンスター（家族）がいます。気を付けて下さい」。東京都世田谷区にある特別養護老人ホーム「芦花ホーム」の常勤医になって初めて、入所者の家族会に出る私に、施設長はそんな言葉をかけました。

一人目のモンスターがTさん。元労働組合の役員で舌鋒《ぜっぽう》は確かに鋭い。「認知症の高齢者に、なぜ1500キロカロリーも栄養を与える必要があるんだ。無理やり食べさせるから、誤嚥《ごえん》性肺炎になるんだ」「この前の会でも同じことを言ったのに、何も変わっていないじゃないか」と言います。誤嚥性肺炎は高齢者に多く、ものをのみ込む嚥下《えんげ》機能が落ちるため、飲食物や唾液《だえき》が誤って気管に入るために起きる肺炎です。

Tさんには、そう語れる実績がありました。認知症になった8歳年上の妻の介護を自宅で8年間続け、どれくらい食べさせれば調子がいいのか、身をもって体験していたのです。

私が常勤医になった頃のホームはまるで「誤嚥性肺炎製造工場」。入所者が次々に誤嚥性肺炎を起こし、救急車が頻繁に来ました。入院先を見つけるのが常勤医の仕事でした。もちろん職員に悪気があったわけではありません。「たくさん食べて、いつまでも元気で」と、入所者に十分な栄養を取ってもらうため、平均1500キロカロリーを必死に摂取させていました。介護士は一人の入所者の食事介助に20分程度しかかけられません。口の中に無理に突っ込んででも食べさせていた例もありました。

Tさんの奥さんは、入所して6年後、誤嚥性肺炎で入院しました。肺炎は治りましたが、病院の医師は、「口から食べるのはもう無理」と、腹部から胃に管《くだ》を通し直接栄養を流し込む胃ろうを提案。Tさんは断固反対しました。「胃ろうをつけて生きるのは、生きているんじゃない、ただ生物として生かされているだけだ。世話になった女房に、恩を仇《あだ》で返すことはできない」

「恩を仇で返す」というのには、わけがありました。奥さんはTさんの2軒隣に住んでいました。召集されて南方に送られ命からがら復員したら、自宅は焼かれていました。必死に探したら、お母さんと妹さんは、2軒隣の美しいお姉さんに助けられ、生きていました。その後、恋仲になり、半世紀、助け合いながら暮らしてきたのです。

病院の医師は「餓死させるのか」と怒り、ホームの職員は再度の誤嚥性肺炎を恐れ、「医師が胃ろうを勧めている。口から食べさせるのは危険だ」と経口摂食に後ろ向き。私はTさんに賛成し、ゼリー食を食べてもらうことにしました。介助はTさん自身です。Tさんは、自分で言った以上、ホームの職員が食事介助して、万一の時に責任を背負わせてはいけないと、自身で介助すると決めていました。

Tさんが奥さんの頬を何度もなで軽くたたいた後、歯のない口に指を入れ、マッサージをすると、奥さんが指を吸い始めました。すかさずゼリーを少量スプーンに取り、口に入れると、奥さんは口をモグモグさせ、ごっくんとのみ込んだのです。見ていた職員から拍手がわき起こりました。1カ月、Tさんが食事の介助を続け、次第に職員たちが引き継いでいきました。

日に600キロカロリーで奥さんは1年半生き、再度、誤嚥性肺炎で入院。再び胃ろうを勧められたものの断ってホームに戻り、2週間後、89歳で眠るように旅立ちました。600キロカロリーで1年半も生きられるなんて、信じられませんでした。私は病院勤務医の頃には2000キロカロリーも食べさせたことがあったのです。

もう一人、忘れられないのは三宅島から来た女性Iさんの息子Yさん。2000年に三宅島が噴火し、東京に避難してきた高齢者が数人、入所していました。その中の一人がIさん。家族会が開かれたころ、92歳でやはり誤嚥性肺炎で入院し、「嚥下機能が落ちたから」と、鼻から管を入れて栄養を胃に流す経鼻栄養を施されて退院してきました。それを見てYさんが泣きながら言いました。「医療が行き届かない時代が長く続いた三宅島では、年寄りが口から食べられなくなると、水分を与えるだけ。それでも1カ月くらいは生き、苦しまずに最期を迎える。それが自然な姿だ」自力で食べられなくなれば、枯れるように亡くなる。苦しまない。餓死なんかではない。胃ろうや経鼻栄養は入所者を苦しませているだけではないかと悩んでいた私に、Tさんとともに答えを与えてくれました。

血管外科の専門医として、手術して治すことに生涯をかけてきました。私は「風邪でも切って治す」と言われたほどです。でも、それは先の人生がある人向けです。老いには逆らえない。人生の最終章で、医療が不要になる時が来ます。人は苦しまず穏やかに亡くなっていくようにできています。この「平穏死」こそ、老衰で迎えるべき最期の姿なのではないでしょうか。

（2）認知症の人にも、本人が思い描く最期がある

老いは病気ではない、老いれば最期に医療が不要な時が来ると前回言いました。でも、もちろんそのタイミングには慎重でなければいけません。病状をしっかり見極めるのともう一つ、「本人の意思」を尊重することが大切です。

高齢の女性Hさんは糖尿病に認知症も併発していました。ある病院で「認知症の人に透析をしても意味がない」と断られたと、息子さんが相談にきました。診断してみると、認知症より、糖尿病が進んで起きた尿毒症のために意識レベルが低くなっていました。透析をすれば尿毒症が軽くなると考え、シャント（透析専用の血液の出入り口）をつくって透析を始めると、予想通り持ち直しました。

2年間調子よく過ごしていましたが、下り坂を下りていることに違いはありません。週に3回の透析はつらいものです。さらにシャントが壊れたりして、また手術だ入院だとなって、女性が音《ね》を上げました。「息子が望むから生きているけれど、早くお迎えが来ないかねぇ。そろそろお父さん（亡夫）に会いたいよ、先生」。彼女自身が積極的な医療を望まなくなったのです。息子さんも了解して透析をやめ、彼女は眠る時間が長くなり、夢の中で逝きました。86歳でした。

脳梗塞《こうそく》を起こし脳血管性認知症になった別の女性は、胃ろうをつけて元気を取り戻し、再度口から食べられるようになりました。胃ろうが少し早かったのでしょう。「おいしく食べられるのだから、胃ろうを取り外してほしい」と言い出しました。息子さんは「胃ろうなら確実に栄養が入る。口から食べて誤嚥でもしたら元も子もない」と大反対しました。2年間、胃ろうをつけつつ口から食べましたが、再度「こんなものは外してくれ」。息子さんがまた泣いて反対しましたが、私が母親の側に付いて、外しました。また2年生き、だんだん食べなくなって、94歳で静かに旅立ちました。

冒頭で「本人の意思」と、当たり前とも思えることを強調したのは、理由があります。特養の入所者はほとんどが認知症です。認知症は判断能力がないからと、家族が代理で判断したり、家族の希望が本人の希望とみなされたりすることが多いのは事実です。しかし、認知症の人に意思がないわけではありません。認知症と診断されていても、程度は実にさまざまです。意思をくみ取る最大限の努力を怠ってはなりません。

認知症が相当進み、もう意思表示は無理だろうと思われた男性から「先生、一服（毒を）盛ってくれ」とはっきり言われた経験もあります。何年も胃ろうにつながれ、ただ生かされていることに疲れたのかもしれません。外からうかがい知れないだけで、本人は思いを重ねているのです。

正直、施設では認知症だからと人間扱いしないところもありました。しかし、認知症といえど、同じ人間であり、誇りも尊厳もあります。人間として尊厳ある生を生き切り、そして本人が思い描いた死を迎える権利があります。それを強調してしすぎることはないと考えています。

（3）「一分一秒でも長く生きて」は家族の執着

老衰の最期の段階で、積極的に医療を提供しない私の考えに反対する家族ももちろんいます。家族と口論になったり、声を荒らげたりしたことも、一度や二度ではありません。

大企業の重役の母親が誤嚥性肺炎で入院、治って退院してきました。息子は「母に胃ろうをつけて下さい」と言います。「あと2カ月でひ孫が生まれます。おばあちゃん子の娘は『絶対におばあちゃんにひ孫を見せたい』と言っています。確実に生きてもらうために、胃ろうをつけてほしい」

腹が立ちました。母親の意思などおかまいなしです。「いい加減にしろ、それはあんたのエゴだ。誰の人生でもない、母親の人生なんだ。それを考えろ」

息子は不承不承、受け入れました。結局、胃ろうはつけず退院。食事介助を受けた女性は口から食べて3年生き、ひ孫もしっかり抱いて、旅立ちました。

「一分一秒派」と呼べる家族もいます。遠隔地に住む娘さんは、認知症が進む母親に胃ろうをつけることをかたくなに主張しました。「そこまでしなくても。お母さんはもう十分生きたよ」と話すほかのきょうだいもいました。私はいつものごとく、娘さんに「あなたの人生ではない、お母さんの人生だ。お母さんが最も望むことは胃ろうだろうか」とただしましたが、娘は「先生の考えは知っています。本も読みました。でも私は、母がどんな姿になっても、少しでも長く生きていてほしい。半年に一度里帰りした時に、母の温かい体を抱きたいのです」と繰り返します。

結局、胃ろうをつけました。すでに数年たち、ひざがあごにつくほど体が曲がって固まり、意識があるのかも分かりません。職員が胃ろうに流す栄養量を微妙に調節しながら、生きながらえてもらっています。

6年前に介護のために離職した56歳の男性は、自宅で91歳になる認知症の父親の介護を続けています。男性は、「確実に栄養を取れるように」と主治医に胃ろうをつけるよう求めましたが、検査の結果、父親の体は、現在主流の内視鏡を使った胃ろう造設手術が難しいと分かりました。「胃ろうをしてまで生きながらえさせることは望まない」と話す妹がホッとしたのもつかの間、男性は「ならば内視鏡手術が登場する前の開腹手術で胃ろうをつけて下さい」と提案、これには主治医も驚きました。感染症の危険が高く見送られましたが、今も希望しています。

妹が「胃ろうがお父さんにとって幸せなのか、考えてみてほしい。なにより人間なんだから、お父さんはいつかは亡くなる。その先のことを考えよう」と諭しても、「お父さんが死ぬなんて、縁起が悪いことを言うな」と耳を貸しません。

事情はそれぞれです。親が生きていることで心の平衡をやっと保っている人もいれば、介護が自らの存在証明になっている人もいるでしょう。しかし一分一秒でもただ長く生きてほしいと願うのは、愛情ではなく執着です。やはり「不死身の人間はいない。親はいつか亡くなる」という当たり前の事実を受け止めてほしいと思います。

「情がない」「肉親でない者が理屈を並べているだけだ」と批判する人もいるでしょう。ポイントは医療を提供する、しないの判断に「その人のためになるのか」という視点が貫かれているかどうかだと考えています。

（4）「もっと生きて」「もう十分」、揺れる子どもの心

親を看取《みと》る時、子どもの心は揺れるものです。「もっと生きてほしい。手を尽くしたい」と思う時もあれば、「十分生きた。静かに見送りたい」と思う時もあります。悩むのは当たり前です。また、きょうだいがいれば、それぞれの考えが違うことも、往々にしてあります。これも当然です。

94歳の女性は、認知症も糖尿病も、ともにかなり進んでいました。ホームに入って1カ月もせずに肺炎で入院、病院はインスリン注射によって血糖を安定させました。しかしすぐに腕にも足にも、静脈に点滴の針を刺す場所がなくなりました。栄養管理のために胃ろうをつけるか、太い静脈に管を刺し栄養を直接注入する中心静脈栄養（ＩＶＨ）か、どちらかを迫られました。

お姉さんと弟さんの二人の子どもで、意見が分かれました。お姉さんは最期までできるだけの治療を望み、弟さんは自然な看取りをと主張しました。姉弟の配偶者や私、ホーム職員を交えて再三話し合い、自然に見送ることを決め、退院しました。病院では点滴とインスリン注射をしていましたが、ホームでは点滴はやめました。お姉さんは「少しでも食べさせて」と強く希望し、熟練した介護スタッフが誤嚥に注意しながら流動食を食べさせました。栄養はわずか1日３００キロカロリー、水分４００mlです。

母親はこれだけで1カ月以上生きました。ホームに戻ってきた時には1週間か10日の命だと思わ

れていたので、自然な看取りに賛成していた姉は驚き、「再度病院で厳密な血糖管理をすれば、もっと元気になるのではないか。病院でできる限りの治療を受けさせたい」と再入院を望みました。

再びみんなで話し合いました。私は言いました。「病院なら血糖を測り、それに見合ったインスリンが投与されて、血糖値は管理できるでしょう。でも病院には、ホームのようにゆっくりと上手に食事介助をしてくれる職員は足りないから、再び胃ろうか IVHを勧められます。お姉さんは胃ろうに反対ですから、IVHしかありません。しかしIVHは、ある期間続くと感染の危険が高まるので、一定期間ごとに別な場所に管を入れ直さなければなりません。重度の糖尿病であるお母さんは、この方法では敗血症の危険性が伴います。好きなものを口から食べて、苦痛なく生きている今とどちらがいいですか。ご家族で腹蔵なく話し合って下さい」

姉もホームでの看取りを受け入れました。それから眠る時間が長くなり、1週間後に旅立ちました。

自分を産み育ててくれた親の最期です。悩み戸惑い、またきょうだいの間で考えが違うのは、なんら不自然なことではありません。けんかになることもしばしばです。そして、親が旅立った後、静かに見送りたいと願った子は「手を尽くさず、死期を早めたのでは」と思い悩み、延命を望んだ子は「親の苦しみを長引かせたのでは」と苦しむ。いずれにしろ「あれでよかったのだ」とすぐには心を落ち着けることは難しく、後悔に近い思いを抱くことが多いのです。だとすれば、周りに気兼ねせず、自分の思いを明らかにし、主張したほうがよいと思います。

ある姉妹のケースです。母親と同居して長く介護を続けてきた妹は延命を望み、静かに見送りたいと願う姉と大げんかしました。妹は介護に疲れ、母親を虐待した過去がありました。緊急避難的に母親をホームに入所させて妹から引き離し、そのまま看取りの段階に入ったのです。ホームの職員が一計を案じ、大げんかのあとに、妹に母親のベッドの横に寝泊まりしてもらいました。徐々に弱っていく母親の呼吸を感じて、やっと妹も納得して、母親を自然に見送ることができました。妹が寝泊まりを始めて4日後に、母親は逝きました。意見が対立した時にどうすればいいか。単純ですが「話し合う」以外にありません。正確な医学的データの提供を受けたうえで、家族と医師、看護師、介護スタッフも交えて、繰り返し話し合うしか、「最善」を見つける方法はないと思います。

いずれ親は旅立ちます。「けんかをしてまで親の最期を考えた」という誠意がきょうだい間に残ると考えてはどうでしょう。

厚生労働省は２０１８年3月、「人生の最終段階における医療・ケアの決定プロセスに関するガイドライン」を改訂しました。患者本人の意思を推定できない場合、医療・ケアチームが本人に代わる者として「家族等と十分に話し合い、本人にとっての最善の方針をとる」とし、心身の状態の変化などに応じて話し合いを「繰り返し行う」と記しています。家族等とあるのは、本人が信頼を寄せ、本人の最終段階を支える存在という意味で、家族だけでなく、親しい友人なども含むためです。また、ガイドラインでは、家族らと医療・ケアチームとの話し合いの結果を、その都度、文書に残すことを求めています（ＡＣＰ、１４０ページ参照）。

（5）「あの世」はオカルト？　家族の慰め、安らぎのために

最後は私の話から始めることをお許し下さい。

私は6人きょうだいの末っ子で、父が40歳の時の子どもです。かわいがられて育ち、父の言うことは何でも素直に聞く子どもでした。80歳になった父が言いました。「俺は糖尿病だ。いずれ心筋梗塞か脳梗塞で倒れるだろう。（意思表示できない）ヨイヨイになったら余計なことをするんじゃないぞ」。私は「はい」と答えました。

数年後、父が脳梗塞で倒れました。急いで東京から広島へ帰ると、父は苦しそうにあえいでいました。母が言います。「苦しそうで見ていられない。あなた医者でしょう。楽にしてあげて」。わきにいた姉も懇願しました。患者の苦痛を取り去るのは医師の使命です。気管を切開しました。呼吸は楽になりましたが意識は戻らず、3カ月後に逝きました。切開した時は「俺に任せろ」という気持ちでした。気管切開を予想して、東京からわざわざそのための器具を携え、羽田空港でも理由を説明して保安検査を通してもらったほどです。しかし、還暦を過ぎたころから、別の考えが頭をもたげ始めました。「（私が）あの世に行ったら、怒られるだろうな」という思いです。

「お前、それでも男か。余計なことはしないと約束したじゃないか」と。

医学的には今でも正しい処置だったと思います。そうした思いの一方で、父との「男と男の約

束」を破り、延命を拒否した父の思いに応えられなかった後悔もあります。

ただ、叱られることが一概にイヤなことだと言い切れない自分もいるのです。私も80歳を過ぎ、遠くない将来に最期を迎えるでしょう。この年になって「あの世で、またオヤジと酒が飲めるかも」「怒られたら謝るか。叱られるのも懐かしいかもしれない」などと思いを巡らせることが増えました。

医師も科学者です。あの世なんて存在しないと理屈では分かっています。でも死んだら無だと考えてはつまらない。生き返った人はいないのだから、死後どうなるのか、本当のところは分かりません。あの世に思いを巡らせ、とりとめもなく考えを漂わせていると、実に心が安らいでいくのです。あの世の効用でしょう。

私の友人に高名な心臓外科医がいます。彼は、患者さんが虫の息になると、家族に「今、この方の霊魂があなたたちの周りに漂っています」と手を穏やかに上下させながら言い、「あとさきだけのことです。さきに行って待っていて下さいね。私たちもあとで行きますから。向こうで、ゆっくりお話ししましょう」と語りかけます。

家族は驚きながらも、「そうだね、母さんはこれから向こうの世界でゆっくり休むんだね。長い間、本当にお疲れさま」などの声が返ってくることが多いといいます。

オカルトのように聞こえますが、悲嘆にくれる家族の心を癒やし、慰めにもなるのでしょう。親の死を受け入れ、心が安らぎ、少しでも前向きにモノが考えられるなら、それでいいのではないでしょうか。

若い人が事故やがんで亡くなるのと比べれば、老衰の果ての最期は老いの下り坂の終着点であり、まさに「寿命」で、いわゆる天寿を全うしたことになり不条理感は小さい。とはいえ、家族の喪失感は大きく、それに寄り添う姿勢が必要です。看取りを行う介護施設という場にこれから最も必要なのは、家族に寄り添い、心が安らぐような対応でしょう。（構成・畑川剛毅）

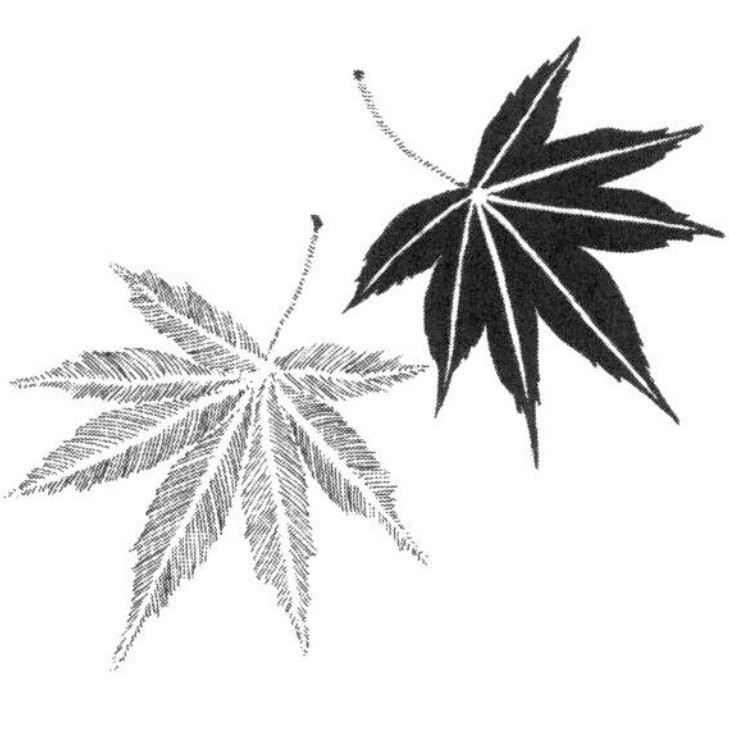

特養で

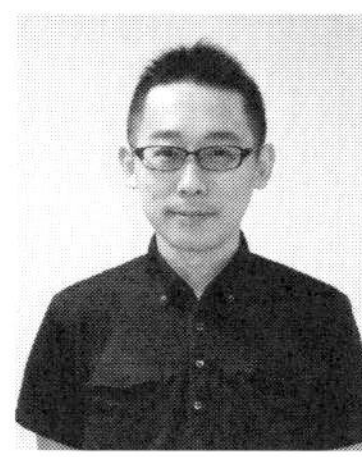

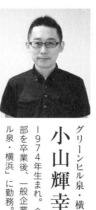

グリーンヒル泉・横浜ケアマネジャー
小山輝幸さん
1974年生まれ。介護支援専門員。社会福祉士。明治学院大学社会学部を卒業後、一般企業に就職。2005年から横浜市の特養「グリーンヒル泉・横浜」に勤務。

(1) 人が集う、特養の魅力とは

みなさん、特別養護老人ホーム(特養)と聞くと、どんなイメージを持ちますか？ 人によって違うと思いますが、施設内の様子が想像できず、ややネガティブなイメージを持つ方がいるかもしれません。

私は、120人の方々が入居する特養に勤めています。そこで最初に、「特養って、結構いいな」と思ってもらえそうな事例を紹介したいと思います。

２０１８年8月末に88歳で亡くなった男性入居者は、こんな方でした。家族側の窓口は娘さんで、月1回ほど顔を見せに来ました。娘さんが小さいころ、お母さんと別居、その後両親は離婚しました。娘さんによると、男性は転職を繰り返し、家庭でもお母さんに苦労をかけた、といいます。娘さんには「何かしてもらった」という記憶がないそうです。

男性は２０１３年に入居、約5年間、当ホームで過ごしました。認知症で、娘さんのことははっきり認識できませんでしたが、何となく「身内の人間」とはわかっていたようです。

ホームに入居した当初は、職員に暴言を吐くなどしていました。でも2年ほどたち、徐々になじんできます。娘さんが来られたとき、男性が当ホームの行事に参加している様子を写した写真をお見せしました。花見で孫ぐらいの職員と一緒にピースサインをしたり、クリスマスランチでフレンチをおいしそうに食べたり、職員と一緒にカラオケを楽しんだり……。それまで撮りためておいた写真です。あれだけ周囲に従わなかった男性が、自分の部屋から出て、ホームのリビングルームで楽しそうに過ごしている。「こんな笑顔をするんですね」。娘さんは、父親の新しい一面を発見し、驚き、喜んでくれました。

男性が亡くなった後、娘さんと一緒に、写真を改めて見ました。「最後にこんなに楽しい時間を過ごせ、幸せな父だったと思います。私自身、父の記憶がほとんどなかったので、最後に関わった5年間は良かった」と振り返ってくれました。一方、お母さんは「あれだけ迷惑をかけたのに」と怒っていたそうです。

介護施設のイベントについて、「幼稚園児じゃないんだ」といった批判があるのは知っています。でも人生の終盤を迎えた方が、ここまで変われる。人間は何歳になっても変わるポテンシャル（潜在力）を持っている、と実感します。

介護施設で働いていると、「動けなくなる」「食べられなくなる」など、ご家族にマイナスの変化を伝えることが多いのです。でも、「お父さんが、こんな笑顔を見せましたよ」などとプラスのことを伝えられるのは、職員にとって喜びです。

ほかにも、そうしたケースは少なくありません。現在入居中の80代女性は、ホームに入って大きく変わりました。元々一人がお好きな方で、他人とは交流しませんでした。最初は行事に誘っても、「私はいい」と部屋にこもっていました。そのうち、いやいや出るようになり、徐々に表情が変わり始めました。

1年ぐらいすると、自分から積極的に行事に出るようになり、ほかの入居者とも話すようになってきました。先日も、敬老会で地元の高校ダンス部の生徒たちが来たとき、すごく良い表情をされていました。

特養のもう一つの良さは、スケールメリットと機動性の良さです。

看取りが近いと思われる90代の女性入居者が「ソフトクリームを食べたい」と職員にいいました。ほぼ一日中ベッドにいて、食事の量もかなり減っていました。「せっかくだから、近くの牧場経営のアイスクリーム屋に行こう」と声をかけました。車いす利用者向けの送迎車が空いている時間に、車で10分のアイスクリーム店に行きました。おいしそうに半分ぐらい召し上がりました。そして43日後、旅立たれました。

このように「最後に何かしたい」というとき、特養だと一つ屋根の下に職員が多くいるので、仕事を調整して、外にお連れすることができます。在宅介護に比べ、より機動性があるのです。機動性という意味では、例えばのみ込み機能が落ちた入居者さんに、厨房《ちゅうぼう》職員がその人の機能に応じた食事を臨時で作ってあげることもできます。

みなさん、いかがでしょうか。「特養のイメージが変わった」という方もいるかもしれません。次回から、入居者の看取り事例や、当ホームの取り組みを紹介していきます。

（2）看取りのイメージ持てるように、大切な家族への情報提供

いま厚生労働省は、「アドバンス・ケア・プランニング（ＡＣＰ、140ページ参照）」という考え方を普及させようとしています。最期のあり方について患者や家族、医療・介護スタッフらと話し合いを繰り返し、文書に残す、という取り組みです。

厚労省が2018年春に改訂した終末期医療に関するガイドラインに明示され、同時期の診療報酬改定でもＡＣＰの導入が明確化されています。その対象は、病院だけでなく、介護施設や在宅にも広げられました。本書でも、石飛幸三先生の「平穏死」（4）（162ページ）でふれられていますね。

入居者さんの最期のあり方について、ご家族と話し合うことは大事です。ただ私の現場経験から感じるのは、話し合いとともに施設側がもっとやるべきことがある、ということです。入居者さんやご家族への情報提供です。率直に言って施設・病院側と、入居者・家族側とでは、圧倒的な情報格差があると感じます。家族の情報量が不足している中で、病院や施設と中身のある話し合いをするのは難しいのではないでしょうか。

2013年に当ホームに入居された山口與利子《よりこ》さん（享年86）のケースをもとに、説明しましょう。認知症があり老衰も進んでいました。

認知症の進行と内服薬の副作用で、ほとんど口から食べられない時期もありました。でも、介護職員が、食べるときの姿勢を整えたり、口腔《こうくう》マッサージを繰り返したりして、また口から食べられるようになりました。

しかし、ついに誤嚥性肺炎を発症、入院治療をしても食事をとると再発し、熱が引かなくなりました。

主治医は「しっかり治療しても、また食べられるようになっての退院は、難しいでしょう」と家族に告げました。家族は「胃ろうはさせたくない」と考えていました。

病院のソーシャルワーカーから私に、山口さんのそうした状況が伝えられました。私は、病院側と退院に向けた話し合いをする前に、「介護施設での看取りが、具体的にどんなものであるか」をご家族に伝えた方がいいと考えました。その方が、今後の判断もしやすい、と思ったのです。

ご家族に呼びかけると、山口さんのご主人、娘さん二人、義理の息子、孫ら計6人がホームに来られました。まず、当ホームの看取りの具体的な流れを説明。亡くなる時期が近づいてくると起こる体の変化や、それに応じた私たちの対応について話しました。

具体的にはイラストつきの資料を見せながら、「死期が近づいて来ると、のどがゴロゴロいうことも多いですが、その時期は『苦しい』という感覚は薄いので、吸引は控えます」と伝えました。「最期の方は、あえぐような呼吸になりますが、呼吸筋では足りず、ほかの筋肉も使っているだけで、苦しくはないんですよ。そのときには酸素マスクもつけません」「点滴も、ある時期からは体がむくみ、かえってつらくなるので控えます」などとも説明しました。

ご家族は「看取りのときは、点滴などをするものだと思っていました」と、少し驚きながらも、納得されていたようでした。自施設での看取りがどんなものか、ご家族がイメージできるように、わかりやすく説明することが大事です。もちろん家族自身で勉強することは必要ですが、やはり限界があると思うのです。

この説明の10日後、２０１８年8月28日、山口さんは施設で穏やかに旅立ちました。ご家族からは、看取りを振り返ったとき「本当に説明されたように亡くなるのですね。前もって言っていただいていたので、冷静に受け止められました」と言われました。ほかのご家族の方々からも、そう言われることが多いです。

ただ、我々施設スタッフが気をつけないといけない点が一つあります。こうしたことを伝えるタイミングです。早すぎても、遅すぎてもいけません。ご家族によって、慎重に判断しないといけません。

もう一点、ご家族に状況をお伝えするときは、「うちの職員も悩んでいる」ということを正直に伝えます。例えば、お風呂に入れるか、どれぐらい食事を食べてもらうか、などリスクと隣り合わせの面もあり、職員たちは悩み、迷います。そういうことを話すと、ご家族も「杓子《しゃくし》定規に決めているのではない」とわかってくれる場合が多いのです。

私たちは、月1回「デスカンファレンス」を開き、看取り事例を振り返り、「家族への説明が足りなかったのでは」「介護の中身は、これでよかったのか」といったことを反省し、次に生かすようにしています。もちろんまだ至らない点もありますが、「看取りの質」を日々向上させるように努力しています。

【介護施設での看取り】

国は超高齢化をにらみ、介護報酬の加算を追加するなど、特養を含む介護施設での看取りを後押しする。国の調査では「希望があれば施設内で看取る」とする特養は78％に増えた。ただ全国に約1万ある特養の多くは、配置医師が非常勤のため、死亡診断をする医師の確保が課題になっている。

（3）入居者、家族の「胃ろう」への意向は変わる

今回は、入居時と、その後病気になった時とで、「胃ろう」について、ご家族の考え方が変わったケースを紹介します。

現在入居中の高田静子さん（93）。ご主人は既に他界され、二人の息子さんがいます。ご兄弟で協力され、施設との対応もされています。２０１５年1月に入居。その際、ご家族のみなさまにいわゆる「延命措置」について確認しました。息子さんたちは「口から食べられなくなったら、胃ろうはしないで、看取り対応をしてほしい」と言われました。そのご意思は、書面に記録しました。

そして18年1月12日、高田さんの誕生日のことです。脳梗塞を起こして、脳神経外科病院に搬送、入院されました。検査を受けると重度の脳梗塞でした。リハビリをしても再び口から食べるのは厳しい、と診断されました。今後の選択肢は、①施設に戻ってもらい、口を湿らす程度で看取り対応をする、②胃ろうをして施設に戻ってもらう、③鎖骨下の静脈から管で栄養を入れる中心静脈栄養をする、の3つでした。

こういうとき、「入居時に胃ろうを希望しない、と言っていらしたので、それでよろしいですよね？」という言い方はしません。「入居時には胃ろうを希望しないということでしたが、今もお気持ちは変わりませんか？」といった聞き方をするようにしています。時間とともに、入居者やご家族の気持ちは変わるからです。「誘導」してはいけないと思います。

私は、ご長男（64）とご次男（57）に極力寄り添うようにしました。入院先の脳神経外科病院の主治医の説明（インフォームド・コンセント）や、ソーシャルワーカーとの話し合いにも同席しました。胃ろうを選択された場合のために、病院に、施設で対応可能な胃ろうの管理内容やお体の状態を、あらかじめ伝えておきました。そんなとき息子さんたちが「胃ろうの具体的なことを知りたい」と言われました。ホームに来てもらい、胃ろうに関する資料に高田さんの症状に合わせ書き込みをして、説明しました。

「胃ろうをつけても、また食べられるケースはあります。でも率直に言って、お母様の場合は、重度の脳梗塞で唾液もうまくのみ込めない状態なのです。胃ろうにしても、食べ物でなく唾液を誤嚥して肺炎になる可能性も高いと思います」「入れた栄養剤が逆流して、誤嚥するケースもありますし、たんが出て定期的な吸引が必要になる場合もあります」「どこかの段階で、栄養剤を減らさないといけない時がきます。その際は、ご家族に了承していただく必要が出てきます」「長くなればなるほど、反応が少ないお母様に寄り添うことになるかと思います」……。

入居者120人中5人ほどが胃ろうをつけて、それぞれの状態で過ごされている、ということもお伝えしました。その後も、息子さんたちから質問があれば、答えました。

高田さんのことをどうするか、息子さんたちで話し合いました。その結果、「意思疎通は難しいかもしれないけど、まだ生きていてほしい。胃ろうをつける」と希望されました。

もし老衰で徐々に衰弱され食べられなくなった、というケースなら、胃ろうは選択されなかったかもしれません。でも高田さんは脳梗塞になる前日まで、元気に食事されていました。急にバンと場面が変わってしまったのです。「胃ろうをしない」という選択は難しかったのかもしれません。

振り返ってご長男は、こう話しました。「やはり事前の聞き取りと、実際に看取りが差し迫ったときとでは真剣度が違った。胃ろうのことを聞いたり、病院での話に立ち会ってもらったりして、再度よく考えたら、胃ろうをしてでも生きていてほしい、と思った。再入院するなど大変なときもあったが、今は声かけに反応もあり、胃ろうにしてよかったと思っている」

我々は、ご家族の決断を尊重しました。ご家族の気持ちは、そのときどきで揺れます。考えも変わります。入居者さんやご家族の選択を、私たち施設スタッフで支えていくことが重要だと思うのです。

（4）亡くなる時刻も自分で決めた人

自分のことは自分で決める。多くの方は、それを当たり前に思うかもしれません。でも、病気になったり、年を重ねたりすると、それもなかなかできなくなります。

そんななか当施設で、最期まで自分で自分のことを決め続けた男性がいました。豊田博さん（享年83）です。２００６年3月に入居し、15年5月に施設で旅立たれました。

妻に先立たれ、一人娘がいました。現役のころは通信設備プラントの仕事に携わり、海外出張も多かったようです。娘さんによると、昔から自分のやり方や意思を曲げない方でした。施設に入ってても、その頑固さは変わりませんでした。

脳出血などの後遺症で右半身のまひがあり、車いす生活でした。糖尿病もあったのですが、食べることが大好きでした。職員の制止にもかかわらず、甘い物をたくさん食べて、体調を崩されることもありました。それでも「自分で食べる物や量を決めるんだ！」「好きなものを食べられないなら、ほかの施設に行く！」と言って、職員やご家族と日々闘っていました。

15年1月、食欲不振をきっかけに病院で検査したところ、肝臓がんとわかりました。本人とご家族の希望で、施設に戻り看取りケアに移ることになりました。がんで体は確実に弱り、施設職員の介助がないとできないことも増えてきました。それでも何事も自分で物事を決めるというスタンスは変わりませんでした。

驚いたのは、亡くなる数日前に部屋にお邪魔したとき、大福を食べていたことです。口の周りを真っ白にして、真っ赤な顔でのどに詰まらせそうになりながら食べていました。職員としては注意すべきですが、「さすが」と笑ってしまいました。

そして亡くなる当日、呼吸のリズムが不規則になり、意識ももうろうとしてきました。急いで娘さんの夫に電話しましたが、「仕事があって行けません」とのことでした。しかし1時間半後、娘さんから「1時間後には、何とか行けそうです」と電話がありました。

私はすぐに豊田さんの部屋へ向かいました。「娘さんたち、あと1時間ぐらいで来られる、と言っているけど、それまで頑張れる?」。彼の手を握りそう尋ねると、2回握り返し、うなずきました。

娘さん夫婦、お孫さん、ひ孫さんらが到着。一人ひとりと手を握り合いました。そして15分後、旅立たれたのです。亡くなる時刻まで、自分で決めたんだ――。私は豊田さんらしいなあ、と感慨深い気持ちになりました。

確かに、ご自分の好きなように生きた方でした。正直施設の職員たちも、対応に困ることがたくさんありました。でも今も時々、豊田さんとのやりとりを思い出すことがあります。安全への配慮が求められる施設で、「本人の意思」をどこまで尊重するか、倫理的ジレンマを深く考えさせられた方でした。

実は亡くなる2カ月ほど前の誕生日に、ケーキと一緒に豊田さんが手を振る写真を撮らせていただきました。私が看取りについて講演や授業をするときに、使わせていただくためです。豊田さんに「教育のために使わせてほしいのですが、写真を撮ってもいいですか？」と聞くと、「社会の役に立つなら」と快諾してくれました。私も講演などで、豊田さんのケースをよくお話しさせていただきます。

ご家族からは「本人が亡くなってからも社会の役に立ち、思い出されていることは、まだ自分たちのそばに存在しているようでうれしい」という言葉をいただきました。丁寧な「看取り」により、その人の「存在」が亡くなった後も続くと思うと、私もうれしくなります。

（5）最期までどう生きるか、「達生」計画を立てる

特養には、施設の配置医師ではなく病院専門医の診療を必要とする入居者がいます。配置医師の専門外の疾患がある人です。本人や家族、施設が悩むのは、そんな方々が「どの時点で病院への通院をやめ、看取りケアにギアチェンジするか」という点です。

当施設で２０１７年2月に看取った女性（享年93）のケースを元に説明しましょう。13年9月に入居されましたが、血小板が増えすぎてしまう、珍しい血液の疾患がありました。定期的に神奈川県鎌倉市の病院に通い専門医に診てもらっていました。ただ、専門医にかかっても対症療法的な対応をされるだけで、病気の改善は望めませんでした。

高齢になると、遠く離れた病院への通院や、長い待ち時間が負担になってきます。しかし、この女性のように患者数の少ない疾患の場合、専門医以外の医師だとなかなか診られません。また長期間その専門医の元に通っているので、信頼関係も強くなります。本人や家族、施設が「何かあったときのために、専門の先生に入居後もお願いしたい」ということもよくあります。

病院の医師が「何かあったら、また連絡して来て下さいね」と患者に声をかけることがよくあります。もちろん医師にそんなつもりはないのでしょうが、超高齢者には残酷な言葉になる場合があります。「まだ高度な医療が受けられ、看取りはまだ遠い先のこと」という「誤解」を与えることと

もあるからです。

もう一つ、「残酷」という理由があります。容体が急変したとき、通っている病院に連絡しても、必ずその担当医がいるわけではありません。結局救急車を呼び、違う病院で望んでいなかった蘇生《そせい》処置や延命処置をされてしまうこともあるからです。

看取りケアへのギアチェンジをいつするか。そのタイミングは、家族ではなかなかわかりません。女性のご家族も、そうでした。

そこで私たちはご家族に、連携する在宅クリニックによる訪問診療での「施設看取り」に切り替えることを相談しました。在宅緩和《かんわ》ケアでは実績のあるクリニックです。ご家族は、それを希望されました。最終的にご本人は、施設内で穏やかに旅立つことができました。しかし看取りを決断してから、わずか4日後の死去でした。

ほかにも似たケースをいくつか経験しました。「もっと早く施設での看取りに移行できていれば……」と思うこともありました。

やはり最期のあり方について、入居者や家族、医療・介護スタッフらと早期から繰り返し話し合いをしていくこと（アドバンス・ケア・プランニング＝ACP）が必要だと思います。そして大事なのは、死に方を決めるのではなく、最期までどう生きるのか、「達成」ならぬ「達生」計画を立てることだと私は思います。

（6）小さな子を祖父母の看取りに参加させる

当施設では、なるべく小さなお子さんにも、祖父母らが衰弱していく「死までの過程」を見てもらうことにしています。そのプロセスに参加してもらうことで、今後の死生観教育の一助になればと思うからです。もちろん個人差があるので、一概に看取りケアの場に立ち会わせることがいいとは限りません。できる範囲で「参加」してもらえればいいと思います。

２０１８年2月に看取った女性（享年83）のケースを元に説明しましょう。２０１７年10月に入居、18年1月に脳梗塞を起こし、意思疎通は難しい状況になっていました。

亡くなる6日ほど前のことです。息子さん夫婦が、当時小3だった娘さん（9）を連れて、面会に来ました。女性の孫になります。元気なときとは変わったおばあちゃんの様子に驚いたのか、部屋のドアのあたりで泣いていました。施設に入る前は同居していて、おばあちゃんの元気な姿をずっと見ていたのです。

反省点なのですが、このとき介護職員が、お孫さんの心をほぐそうと「怖くないからね」と声をかけ続けました。でも死を間近に控えた人を見て「怖い」と思うのは、自然な感情です。それを否定するのではなく、「びっくりしたよね」などとお孫さんの感情を受け入れたうえで、「眠っているみたいだけど、耳は最期まで聞こえるから、声をかけてあげてね」などと言ってあげた方がよかったのかもしれません。

ショックを受けたお孫さんでしたが、最近では、仏壇にお供えするときお母さん（46）と一緒に手を合わせているそうです。「ばあば、喜んでるかな？」などと話すこともあるようです。小さな胸で、おばあちゃんの死を少しずつ受け入れているのかもしれません。お母さんは「このまま会わないで、おばあちゃんが亡くなっている、ということは避けたかった。面会したときはショックを受けたようだけど、連れていって良かった」と話していました。

（4）で紹介した、亡くなるまで自分のことを自分で決めていた豊田博さん（享年83）にも、何度かお孫さんやひ孫さんが面会に来ました。みんなで記念写真を撮ったこともあります。亡くなる15分前にも来て、交代でおじいちゃんの手を握りました。今でも豊田さんのご家族と連絡を取ることがあるのですが、2歳だったひ孫の男の子が、今では「おじいちゃんにナムナムする」と言って、仏壇で拝むそうです。

「看取りまでの過程に一緒に参加した」と思えることが大事です。小さなお子さんが看取りケア中の生活にふれることは、治療の場である病院では難しいことが多いでしょう。一方施設だと、自分の祖父母らはもちろん、ほかの入居者の看取りケアの様子も、面会時にリビングルームなどで見ることができます。例えば、入居者たちが集まってかき氷を作り、それを看取りケア中の方にも提供して口を湿らす、といった現場に立ち会うことができます。核家族化が進んだ現代、お子さんにとって貴重な経験になると思います。

（7）施設での看取りを支える「地域の力」

我々が施設で看取りをするきっかけの一つになったのが、２００７年のある女性入居者の死でした。ご家族は施設での最期を希望されていたのですが、老衰に伴う呼吸不全で搬送され、病院で亡くなりました。１０３歳でした。当時の配置医師が、普段は病院に勤めていたため対応できなかったのです。

担当の職員は「施設で看取ると覚悟していたのに、病院に搬送されてしまった」と悔やんでいました。私も、施設にその体制がないために何度も救急搬送されることに、じくじたる思いでした。今後迎える「多死社会」を前にして、亡くなりそうになるたびに救急搬送をするようだと、夜勤者の介護職員の負担も大きくなります。介護報酬改定で今後特養での看取りが社会や国からより一層求められることもあり、何とか体制を整えなくてはと思いました。

そこで私は、「地域の力」を借りようと考えました。まず看取りに協力していただく医師の確保です。フリーペーパーで「地域で看取りができる人材を育てたい」と書いていた近隣の在宅医の存在を知り、早速協力を頼みました。クリニック開設直後で忙しくされていましたが、医師が開く勉強会に何度も顔を出して、お願いし続けたところ、承諾していただけました。

さらに、すでに取り組みを始めていた特養や、神奈川県立がんセンターの緩和ケア病棟などを見学しました。それらを元に、当施設の職員たちとも相談しながら、看取り介護指針や同意書のひな型などを作成し、研修を始めました。

08年度から本格的に開始、施設内での看取りは徐々に増え、いまでは年間20人前後の方々を見送っています。また4年前には、病院勤務医に比べ動きやすい、クリニックの院長が配置医になり、看取りがよりスムーズにできるようになりました。３年前からは神奈川県医師会が、医療・介護ケアに関する無料研修をするようになり、施設職員の終末期ケアのスキルアップに役立っています。

ここ数年、私は地域などへのお返しのつもりで、当施設の取り組みについて講演や講義をしています。近隣にある介護福祉士を養成する湘南医療福祉専門学校（横浜市戸塚区）の学生たちに「終末期介護」をテーマに話しました。学生からは次のような感想が寄せられました。「利用者さんの『死に関わる』ということを具体的に想像できず未知の世界だったが、多くの事例とともに丁寧な説明をしていただけたので、終末期介護がどのようなものか、イメージすることができた」「終末期の体に合った介護は、それまで行ってきた介護と正反対のこと、例えば栄養や水分を減らし、酸素を無理に吸わせない、という『引き算の介護』を行うというのは、少し恐怖を感じた。ただ、すべて自然な流れに合わせる、ということは理解できた」――。

もう一点、私が意識しているのは、地域の消防関係者と密にコミュニケーションをとることです。救急搬送の際に、最初に接するのが救急隊員だからです。入居される際ご家族に救急医療への意向確認をしたり、「心肺蘇生」「器具を使用した高度な気道確保」など、救急対応に関する資料集を渡したりしているのですが、その記述をすべて消防の方に確認してもらっています。また消防司令の方々が当施設を見学され、「なぜ延命を望んでいないのに、救急搬送になるのか？」といった問題について議論しました。

これから看取りを始めようとする施設に行って、経験を話すこともあります。神奈川県以外でも、日本在宅医療学会（当時）や京都府の宇治久世医師会などで講演させてもらいました。これまで地域や様々な方からサポートを得てきたので、これからは少しでもお返しをしていければと思います。

こうしたお話をする際は、多くの入居者の方々の事例を使わせていただいています。看取りは一施設だけでできるものではありません。地域の助け、そして何よりも入居者やご家族たちからの多くの学びがあるからこそ、できるものです。これからも地域や入居者・ご家族の方々とともに歩んでいきたいと思います。（構成・佐藤陽）

団地で支える

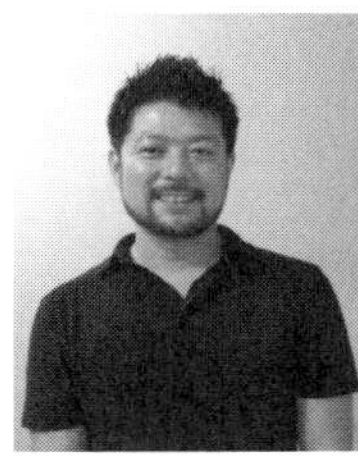

ぐるんとびー社長
菅原健介さん
1979年に神奈川県鎌倉市で生まれ、デンマークで育った。理学療法士。2015年に起業。藤沢市の団地内などで、小規模多機能型の事業所と訪問看護ステーションを運営。

（1）「プールへ行きたい」、最期まで貫いた希望

僕は2012年、看護師である母の会社のもとで、小規模多機能型居宅介護の事業所「絆《きずな》」を開設しました。15年に独立し、「ぐるんとびー」を起業しました。今は神奈川県藤沢市大庭の団地の一室で小規模多機能型の事業所を開き、訪問看護ステーションなども運営しています。

初回は、「ぐるんとびーの原点」ともいえる男性、柳田成大《しげひろ》さん（享年83）を紹介します。中小企業の元経営者でした。ちょうど「絆」をやめることが決まり、独立する直前に関わった方でし

た。40年以上続けてきた趣味がプール。中咽頭《ちゅういんとう》がんの末期、ご本人は「もう一度プールに行きたい」と何度も言っていました。

しかし当初、病院からは「体力も免疫力も低下しており、プールに行くのは勧められない」と止められていました。奥さまも「もしものことがあったら」と否定的でした。

そこで退院をきっかけに、自宅で柳田さんとご家族、ケアマネジャーと僕で話し合いました。柳田さんの主張は一貫していました。「人が死んでもいい、と言っているのに、やりたいことを止めるのが医療や介護の仕事か。そんな介護や医療なら、やめちまえ!」

僕が「一番やりたいことがプールですよね?」と聞くと、「何度も行きたいって言ってるじゃないか!」と叱られてしまいました。柳田さんは、こうも言っていました。「医者は『少し食べられるようになったら、プールに行こう』と言っているけど、何も体動かさないのに、食欲出るわけないだろ」。奥さんが「お医者さんは体力ないと厳しいと言っているし……」と心配すると、「体力つけるために行くんだろ!」と返します。

僕が「やりたいことやらないと、ストレスたまりますもんね。わかりました、調整しましょう」と言うと、「何を調整するんだ!」とまた叱られました。

後日、在宅医である松木孝道院長のもとで、本人と家族、そして関わる医療・介護スタッフが集まりました。本人の「死んでもいいからプールに行きたい」という思いと、想定されるリスクを確認した上で、関わる皆も覚悟をもって本人の思いを支える、ということになりました。

15年2月、柳田さんと一緒にプールに行きました。水しぶきが少し口に入るだけで、むせてしまいました。放射線治療の影響で足が炎症を起こしており、激痛が走ります。「いてえ、くそ、いてえなあ」と言いながら、すごい形相をしながら、1時間ほど歩き続けました。その姿をプールのライフセーバー全員が、監視室から身を乗り出し、見守りました。

終わった後、柳田さんは「痛かったけど、最高だったよ。やっぱりプールはいいなあ。これで、いつ死んでもいい。ありがとな！」と満面の笑みで話しました。プールで一歩一歩足を踏み出していく、あの背中に、「最後まで自分らしく生き切るんだ」という柳田さんの生き様を見た思いがしました。いくつになってもどんな状態でも、人は輝くことができる、と教わりました。

柳田さんは実は、「ぐるんとびー」の最初の契約者でした。でも2回目のプールに行くことなく、約1カ月後に旅立ちました。

団地の一室を使った小規模多機能型の事業所は、「ぐるんとびー」が日本で初めて、と言われています。そのチャレンジを柳田さんは天国から見守ってくれているはずです。そして、僕らにこう語りかけているような気がします。「死んでもいいから、やりたいことがある。それを支えるのが、医療や介護の役目だぞ」。その教えを胸に、これからも利用者さんに伴走し続けます。

【小規模多機能型居宅介護】

「小規模多機能」と略される。介護保険の地域密着型サービス。一つの事業所で、デイサービス、ショートステイ、訪問介護の3つのサービスを状況に応じて利用できる。定員29人と小規模で、いつも顔なじみの職員が対応するのがメリット。ただ、地域によって事業所数にばらつきがある。訪問看護サービスも加わった「複合型」もある。

(2)なぜか憎めない超わがままな元数学講師

みなさんは「こんな夜更けにバナナかよ」という映画を見たことはあるでしょうか? 自由に生きる筋ジストロフィー患者と、彼を支える多数のボランティアたちの実話を元にした映画です。今回紹介する荻原一雄さん(享年51)は、まさにこの映画のように暮らしていました。

脳梗塞の後遺症で全身まひになり、左手が少し動く程度。通常は寝たきりになってもおかしくない状態ですが、電動車いすで移動していました。2016年3月から、関わらせてもらいました。

うちのスタッフたちは、頻繁に「救援コール」を受けました。「ぐるんとびー」は団地の6階、荻原さんの自宅は同じ棟の4階なので、外出の際は「ドア開けて」と必ず連絡が来ました。それだけならまだいいのですが、雨の日に「ぬれるから外出しない方がいいですよ」と言っているのにケーキを買いに出かけて、ずぶぬれになって「助けてー」。映画を見に行って、気持ち悪くなって吐いてしまい、「助けてー」。バスに乗ろうとして転倒し、起こしにいくこともありました。

連絡手段は、フェイスブックのメッセンジャーです。使える左手の指2本を駆使し、パソコンや携帯に打ち込みました。

そのたびに助けに行くのが、施設管理者の神谷直美（53）ら3人の介護スタッフたち。人の好き嫌いが激しく、スタッフも特定の人間しか出入りできませんでした。

まさに映画「こんな夜更けにバナナかよ」のように、突然「パクチーが食べたい」と言い出し、スタッフが買いに行ったこともありました。でも買って自宅に持っていくと、今度は「もういらない」。

電気ポットをとろうとして落としてしまい、足にやけどをしたことも何度かありました。訪問看護師に手当てをしてもらおうと思ったのですが、「知らない人に来てほしくない」と拒否されました。重度の糖尿病もあり、足はずっと真っ赤なままでした。

スタッフと「どこまで、つき合うべきか。小規模多機能の介護報酬で、どこまでやるべきなのか」について、何度も話し合いました。でもじかに接するスタッフたちは「私たち、やりたいので、やらせて下さい」という意見でした。呼び出されるたびに、本人には「何やってんの？」と言いながらも、サポートをし続けました。

元気なころは、大学受験予備校の数学講師だったそうです。スタッフにも時々、難問を出題していました。それがまた、新たなトラブルの火種になります。頭の中で数学の問題を解いているときに声をかけると、急にムッとして口を利かなくなりました。「俺の好きなタイミングで、ケアしてほしい」というのが彼の希望だったのです。

「また教壇に立ちたい」という夢があり、団地の子どもたちに勉強を教えていました。しかしそれも、行くタイミングが悪いとムッとするのです。子どもたちも、徐々に敬遠するようになってしまいました。

こんな気むずかしい荻原さんですが、たくさんの友達がいました。例えば「今度、新宿のホテルに泊まりに行くから、一緒に行ってくれる人いない?」とフェイスブックで募集します。すると様々な人から反応があったといいます。予備校時代の教え子、学生時代にやっていたオーケストラの友達、行きつけだったカフェのスタッフ……。団地内の自宅にも、ひっきりなしに友達が来ていました。

荻原さんは一見、「自分に優しく、他人に厳しい人」のように見えます。確かにそういう面もあるかもしれませんが、友達の困り事の相談によくのっていたようです。だからこそ、多くの友達がサポートしてくれたのだと思います。

衰弱が進んだ2019年春ごろから、神谷は仕事帰りにほぼ毎日、荻原さんの部屋に寄りました。東京都西部に住むお母さんと3人になることもありました。荻原さんにとってお母さんは、自分の素の感情をそのままぶつけられる相手でした。結果として、けんかになることも多く、神谷は二人の「中和剤」の役割も担いました。

19年5月、「広島でどうしても聴きたいオーケストラのコンサートがある」と言い出しました。日数がなかったのですが、現地のホテルなどと調整し、夢を実現させました。スタッフも同行しました。そのとき血液データを見た医師は「この数値で生きているのが、おかしいくらい」と驚いていました。荻原さんの生命力を感じました。

その2カ月後にも、行きたいコンサートがありました。大学オーケストラ部の先輩が演奏するので、花束を渡したい、というのです。神谷は、荻原さんとこんな約束をしました。「もし生きていたら、一緒に行こう。そうでなかったら、私が行って花束を渡すから」。荻原さんは、コンサート前の6月21日、自宅でお母さんと妹さんに見守られながら旅立ちました。7月、神谷はコンサートへ行き、約束を果たしました。

言葉を選ばずにいうと、荻原さんは本当に「超わがままなおやじさん」でした。でも、なぜか憎めない。僕やスタッフは、3年ちょっとの関わりから、大事なことを教わりました。「人間、自由に生きていいんだ」「持つべきものは友」。荻原さんは、天国でも自由人であり続けていることでしょう。

(3)「俳句は私の人生よ」認知症女性が最期まで詠んだ日常

自分の生きがいをもっている方は、病気があっても最期まで生き生きと過ごします。今回ご紹介する金杉ヤエさん（享年95）もそうです。アルツハイマー型認知症でしたが、俳句が大好きで、その話をしているときは笑顔があふれていました。

ヤエさんは、僕の運営する「ぐるんとびー」が入る団地に、長女のなほみさん（72）と一緒に住んでいました。団地の自治会長だったなほみさんから「最近母の様子がおかしいので、面倒を見てになりました。

　認知症の症状が進んで外出が減り、あるときから句会にも行かなくなっていました。普段は表情もやや暗く、笑顔もありません。本人は「介護事業所に通う必要なんてない」と、外に出ようとしませんでした。そこで作業療法士の高栖望（26）が、「俳句を教えて下さい」とヤエさんの自宅に訪問介護として通い始めたのです。

　俳句を教えるときのヤエさんの表情は幸せそうでした。「あなたは筋がいいから、句会に来ない？」と誘われ、一緒に通うことにしました。久しぶりでしたが、句会の仲間たちは、ヤエさんを温かく迎えてくれました。高栖は俳句の経験がありませんでしたが、月1回の句会に一緒に通い続けました。

　ヤエさんとの関係も深まってきたころ、高栖は「たまには、ぐるんとびーにも来ませんか？」と声をかけました。「そうね」と言って、デイサービスに通ってくれるようになりました。

　やりとりを見ていると、ほほえましいものを感じます。高栖がヤエさんから句会に出す宿題のチェックを受けていたとき。「ここは、木枯らしや、ですよ」と言われ、その通りに直しました。すると今度は「木枯らしや、じゃありません。木枯らしに、ですよ」と直されていました。

　ほかのスタッフや利用者さんたちも、俳句ではヤエさんの薫陶を受けました。スタッフの多くは俳句を始め、作った句をぐるんとびーの共有ノートに書きためていきました。

　大人だけではありません。ヤエさんが俳句を教えているときにも、団地の子どもたちが自由に出入りして遊んでいます。その姿をヤエさんは、笑顔で眺めていました。

実は「ぐるんとびー」という名前は、地域を「ぐるんと」結ぶ、という意味があります。あえて団地の中に作り、地域の人たちのたまり場のようにしたかったのです。またこの名前には、僕が中高時代を過ごしたデンマークの偉人、グルントビーの思想を事業所に取り込みたい、という思いも込めました。

話を戻しましょう。自宅を訪問すると、ヤエさんとなほみさんは、頻繁に言い争いをしていました。時には、かなり激しく言い合っていました。娘さんが「一緒に住むのは限界よ」と言うので、団地内での別居や、グループホームへの入居を提案したこともあります。

あるスタッフは「娘さんは、弱っていく母を許せなかったのでは」と分析していました。一方のヤエさんは、なほみさんと激しくけんかしても、翌日には忘れていました。担当した在宅医は「最初は激しいやりとりに驚いたが、しばらくしてこれが二人にとってのコミュニケーションだと気づいた」と話しました。僕も、母と娘の愛情の形はそれぞれ違うのだ、ということを教えられました。

結局二人は、同じ部屋に住み続けました。そこには団地のメリットもありました。1階に住むヤエさんとなほみさんは、けんかをすると、よく6階の「ぐるんとびー」に駆け込んできました。後になってなほみさんは「愚痴を吐き出せ、本当に助けられた」と話してくれました。

そして2019年7月13日、ヤエさんはなほみさんに見守られ、静かに息を引き取りました。亡くなる直前も、「俳句は私の人生よ」と話していたそうです。

亡くなって1カ月余が過ぎた8月下旬の夜。「ぐるんとびー」に、ヤエさんと関わったスタッフや在宅医ら約20人が集まりました。利用者さんの看取りについて振り返る「デスカンファレンス」です。看護師でケアマネジャーの石川和子（39）を司会に、みんなヤエさんとの思い出や後悔について発言しました。涙ぐむスタッフもいました。

「俳句は、ヤエさんにとって一番心地よい世界だった」「『俳句は難しいですね』と相談すると、『いいのよ、日常の風景を読めば』と優しく言ってくれた」――。「あじさいや　3日続けて　昼カレー」など、スタッフが作った俳句も披露されました。あるスタッフが「私の俳句は狂句だと言われた」と言うと、場が和んで笑いが起きました。

亡くなる5日前、一緒に公園に散歩に出かけた介護スタッフの瀬戸口克巳（45）が、ヤエさんとの最後の思い出を語りました。きれいな花と記念写真を撮った後、「一句作りませんか？」と声をかけると、2句作ってくれたそうです。

「紫陽花の　花や黄色の　草の花」「フジ咲くや　公園通り　何か詠む」

その俳句をぐるんとびーのスタッフで共有するフェイスブックのメッセンジャーに送っていました。車いすで笑顔のヤエさんの写真も一緒に。

最期まで俳句とともにあったヤエさん。ぐるんとびーの訪問看護ステーション人材募集のポスターに笑顔で映り、今も僕らを見守ってくれています。

（4）8時間歩き続けた認知症男性が本当に行きたかったところ

どんな病気があっても地域で暮らし続ける道はある、ということを教えて下さった方をご紹介します。

神経性の難病「大脳皮質基底核変性症」だった岡本四郎さん（享年83）は、認知症の奥さま、独身の息子さんと一緒に、「ぐるんとびー」がある団地近くに住んでいました。岡本さんは失語症や認知症などの症状があり、結婚した娘さんも度々来られていました。

とにかく外に出たがり、何時間でも歩く。家族の制止をふりきって出て行き、何時間も戻らない。家族が付き添って、「帰ろう」といっても、帰らない。元々は穏やかな性格だった方なのですが……。

デイサービスにいても、じっとしていられず、どんどん出て行ってしまいます。訪問介護で入っても、突然自宅を出て行きます。そこで在宅医の先生が、小規模多機能型の「ぐるんとびー」につないでくれたのです。

2016年1月、僕が介護スタッフ二人とお宅にお邪魔しました。着いてしばらくすると、外に出て行ってしまいました。スタッフの一人が追いかけ、残った僕らは、ご家族の話をじっくり聴きました。

話は約6時間に及びました。ほかの事業所だと、初回の面接は1時間ほどが普通かもしれません。でも家族の思いを吐き出してもらう必要があります。最初の2~3時間は「私たち家族は大丈夫」と言っていました。しかしそれを過ぎると「もしかしたら、きつくあたっているかも……。しんどいんです」と涙ながらに語って下さるようになりました。

時にはそこまで時間をかけないと、家族の「本当に助けてほしい」という思いは、出てこないことがあります。家族だけでの介護は、限界を超えていたのです。

話し合いの結果、当面は毎日、午前9時から午後6時まで訪問することを決めました。「訪問」といっても、最初のうちは、ほとんど外出への付き添いでした。1日8時間、外をずっと歩いていることもありました。黙々と歩き続けたり、突然レストランに入ったり、思うがままに行動していました。

あまり近くにいるといやがるので、つかず離れず、ちょうどよい距離感を保ちました。担当する介護スタッフは、岡本さんとの関係が良い女性3人に限られました。交代で丸一日はりつく形になりました。遠いと自宅のある神奈川県藤沢市から東京都内まで行ってしまうので、途中交代はできませんでした。目が離せないので、スタッフはなかなかトイレに行けませんでした。

あるとき担当したスタッフの一人、神谷直美から電話がかかってきて、「私たちにリハビリパンツ（おむつ）が必要です」と、言われたこともあります。神谷はぎりぎりまで我慢して、自宅に送り届けたときに、すぐにトイレを借りていたといいます。

行くところは、いろいろでしたが、小田急沿線が多いようでした。奥さまが一緒のときもありました。自宅近くの善行駅まで行って、改札のある階まで昇るのですが、そのまま反対側に降りてしまう。それを数十回繰り返したこともあります。スタッフは、ずっと付き添いました。電車に乗ろうと改札に入るときは、スタッフがICカードを2枚持って対応しました。

ほかに相模大野（神奈川県相模原市）や中央林間（神奈川県大和市）、町田（東京都町田市）の各駅に行きました。中央林間駅では、改札を出てしばらく歩きました。ご家族に聞くと、昔よくゴルフに来たそうです。その思い出に浸っていたのかもしれません。

数カ月たったころです。ご家族と話しているとき、「もしかしたら、父は（出身の）宮城県に墓参りに行きたいのでは」という話になりました。毎年年末にお墓参りに行っていましたが、病気になってからは行っていなかったそうです。息子さんが「一度、宮城に連れて行きます」と言い、お盆にみなさんでお墓参りに行きました。本当の気持ちはご本人しかわかりませんが、ずっと歩き続けていたのは、お墓参りに行きたかったのかもしれません。

帰ってくると、岡本さんの様子が落ち着いてきました。1日8時間歩き続ける、ということはなくなり、2～3時間ぐらいの外出がほとんどになりました。あとは自宅にいるようになりました。

自宅では寝ていることが多くなりましたが、そんな時間も家族の要望で訪問しました。ただそれは「ケア」というより、「家族の不安を和らげる」という意味合いが濃いものでした。そのため、一部は介護保険外の自費（お手伝いサービス）でお願いしました。

批判もありますが、「ケアの枠外」と判断した部分は自費でお願いするのはやむを得ない、と僕は考えています。子どものいる親が、仕事で疲れてご飯を作るのが大変なとき、作る能力はあっても自費で外食することと同じだと思うのです。

しばらくすると、岡本さんは「ぐるんとびー」のデイサービスにも来るようになりました。子どもたちとも笑顔で遊んでくれました。そして関わり始めて約10カ月後の11月25日、安らかに旅立ちました。

ご本人もご家族も、大変な時期がありました。しかし僕らがずっとそばにいることで、ご家族が休むことができ、心に余裕ができたのではないかと思います。

僕が尊敬する在宅介護の草分け、石川治江さんのご著書に、『介護はプロに、家族は愛を。』（ユーリーグ）があります。僕はこの言葉が好きです。ご家族に「心の余白」ができると、ご本人も笑顔で過ごせるようになります。お互いが人としての優しさを取り戻し、穏やかな日常が戻ってきたのだと思います。

（5）「もう歩けない」から、5カ月後にはスタスタ自力歩行

楽しいことをやっていると、どんどん元気になっていく――。そんな姿を見せてくれた方が、安田敬子さん（享年90）です。大好きなプールでのリハビリで、車いすから自力歩行できるまでに回復したのです。

安田さんは「ぐるんとびー」の前身、「絆」時代からの利用者さんです。娘さんとお婿さんと3人で同居していました。腰痛の悪化が理由で、2012年秋ごろから利用を始めました。間もなく腰の痛みが強くなり病院に行くと、背骨の圧迫骨折だとわかり、そのまま入院してしまいました。

約半年後の13年春に退院、介護スタッフが、面接（アセスメント）に行きました。帰ってきて僕に、「歩けるようになって家事をしたい、というご希望をもっています。そのために『(大好きな)プールに行きたい』」とおっしゃってます」と報告しました。

正直僕は、車いすで「プールに行く」というイメージはできませんでした。数日後、ご本人の意思を改めて確かめに行くと、「水着買ってきちゃったわ」。これはやるしかない、と思いました。

そしてスタッフが付き添い、念願のプールへ行きました。最初は、専用の車いすに乗り換え、水中に入りました。僕は理学療法士としての経験を生かし、体をどこまで水中に入れるかで、負荷を調整しました。

プールは原則週2回。自宅でも、毎日ベッドの上でできるリハビリ筋トレを欠かさず行っていました。徐々にプールで歩けるようになります。最初は、つま先でぴょんぴょん跳んでいく感じでした。

リハビリといっても、あえて前に立ち指導する、ということはしませんでした。「横歩きしましょう」などというと、どうしても笑顔がなくなってしまいます。なので、本人が歩くのを後ろからついていく形をとりました。「指導」でなくて、本人がやりたいことをしてもらうのが大事です。

その成果もあり、最初は歩行器や杖《つえ》を使って歩くようになり、約5カ月後には自力歩行ができるようになりました。階段もスタスタ上り下りできるようになりました。病院で圧迫骨折がわかったときは、医師から「もう歩けない」とさえ言われました。娘さんも「朝、起き上がるのに、5分、10分かかっていたのに……。信じられない思いです」と回復に驚いていました。

プールを歩いているときのご本人の顔は、全然違います。「好きなことをやっている」というのが、回復の大きな要因でしょう。娘さんも「母は同窓会や宝塚歌劇団の観劇より、プールに行くことを選んだんですよ」と笑っていました。

別の利用者さんで、フラダンスが得意な80代の女性がいました。先日もファッションショーに出ていましたが、やはり表情が違う。血液データはかなり悪く、控室では寝ていたのですが、化粧をし始め、本番になると生き生きするんです。

安田さんの場合、身体機能の維持を目的としたプール利用だったので、介護保険を利用しました。そのおかげで、要介護3から要介護1まで改善したのです。

ただプールでのリハビリを、介護保険でやることに異論もあります。「ケア」ではなくて「趣味」だというのです。当然僕らは、そこはスタッフ間で話し合い、慎重に判断します。いくら本人が「やりたい」と言っても、スタッフたちが「デイサービスで、身体機能の維持はできている」と判断すれば、自費対応になります。ただ、このあたりは明確に線引きできるものではないので、そのつどスタッフたちが丁寧に話し合うようにしています。

さて、話を戻しましょう。歩けるようになった安田さんですが、2019年に入り、直腸がんが見つかり入院、その後大腿骨《だいたい》を骨折しました。ちょうどそのころ、お婿さんが病気になり、安田さんと同じ病院に入院しました。娘さんは、母と夫の2人を同時にお世話することになりました。亡くなる前日、ケアマネジャーで看護師の石川和子が、病院へお見舞いに行ったときのことです。安田さんはベッドの横にある杖を指さし、こう声を振り絞りました。「おうち、帰りましょ」。石川は、うなずきました。

その直後、石川は病室を出て娘さんに、「我々がサポートするから、お母さん、自宅に帰ってもらう?」と聞いてみましたが、娘さんは、ずっと泣いていました。そして「明日、緩和ケア病棟に移るから、そこに泊まって面倒を見ます」と話しました。娘さんの心身は、限界を超えていたのです。それを知る安田さんは、娘さんには「自宅に帰りたい」とは、絶対に言いませんでした。

翌朝、安田さんは旅立ちました。8月初旬のことでした。娘さんによると、厳しくも優しいお母さんだったそうです。「家に帰りたい」という自分の気持ち以上に、「子どもを守りたい」という母としての覚悟と選択を見た気がしました。僕は、安田さんが最期まで自分の人生を選択し、生き切った、と信じています。

病院で「もう歩けない」と宣告された安田さん。テレビなどの取材にも積極的に協力してくれたので、「彼女みたいになりたい」と、「ぐるんとびー」に来る人たちも増えました。まさに、「希望の星」でした。いまも、その星は僕らを照らし続けてくれています。

(6) なぜ団地での介護を選んだのか?

これまで、「ぐるんとびー」で看取った5人の方々を紹介してきました。ケースはそれぞれ違いますが、僕らは「その人らしい最期」を意識して関わらせていただいたつもりです。「その人らしさを認め、みんなの人生の豊かさを最大化する」ことがミッション(使命)の一つです。

もう一つのミッションに「Always Why(常に〝なぜ?〟と考える)」があります。「正しい」を固定化させず、常にスタッフ同士で対話を繰り返し「最適解」を更新し続けるようにしています。

(2)で取り上げた「わがままな」荻原一雄さんのケースも、そうでした。「介護でそこまでやる必要があるのか」「いや、本人らしく生きるためにはやるべきだ」……。僕らは何度話し合ったかわかりません。

正解は一つではありません。そのことは、中高時代を過ごしたデンマークで学びました。近代デンマークの礎《いしずえ》をつくった偉人グルントビーが提唱したのは、生徒と教師が「生きた言葉」で対話を重ね、取り巻く世界を学ぶ、という教育法です。

時に煩わしく感じることもありますが、スタッフ同士、スタッフと利用者・家族で辛抱強く対話を続けています。さらにいえば、「ぐるんとびー」が入る団地約200世帯の方々とも対話を続ける必要があると思います。

あえて団地の一室に開設したのは、子どもを含めた住民に「介護」を身近に感じてほしかったからです。スタッフの多くは同じ団地に住んでいるので、住民とのコミュニケーションも取りやすくなっています。２０１９年の台風19号のときも「福祉避難所」として開放しました。

「ぐるんとびー」の前身である「絆」を作ったきっかけは東日本大震災でした。僕の母、菅原由美が代表を務める全国訪問ボランティアナースの会「キャンナス」のコーディネーターとして現地に入り、そこで体験したことから、本当に必要なのは、地域の困ったことを何でも相談できる拠点だと思ったのです。そこで２０１２年、神奈川に戻り、小規模多機能型の事業所「絆」を立ち上げました。母が経営する訪問看護関連の会社の一部門でした。

僕は大学卒業後はしばらく広告営業の仕事をしていましたが、「一人ひとりと、直接向き合う仕事がしたい」と考え、理学療法士の養成校に通い始めました。母の影響があったのかもしれません。

「絆」を設立してしばらくは、よかったのですが、僕が利用者さんの希望を受け、リハビリでプールに通うことなどに、看護師さんたちから反対意見が出て来たのです。「何かあったらどうするの？　安全はどう確保するの？」。僕は、本人の希望に寄り添って、ある程度のリスクをとっても「希望」を共にかなえる会社をつくりたいと、母の会社を出て、15年に「ぐるんとびー」を立ち上げました。

実感したのは、僕と看護師さんたちとの考え方の違いでした。僕はどちらかといえば、「楽しく」「心地よく」に重きをおくのですが、看護師さんたちは「安全」に価値をおいていました。もちろん楽しく生きるためには、安全の確保が必要です。ただ、それが大きくなりすぎると、利用者さんの心地よさがなくなってしまうこともあります。

例えば、歯磨きをしない高齢者がいたとします。その人の健康（安全）のためには、無理やりにでもやらせた方がいいのでしょうが、本人が嫌がることをすると施設全体に緊張感が走り、空気が壊れます。僕は本人の意思や決定を大切にするとともに、そういった「緊張感（空気感）のマネジメント」も意識しないといけないのでは、と思います。その考え方は、「ぐるんとびー」の仲間たちと共有しています。

現在「ぐるんとびー」の利用者は、小規模多機能型の事業所で26人、訪問看護ステーションが約80人。その方々を理学療法士や作業療法士、介護福祉士や看護師ら約50人で支えています。約半数はパート勤務です。小さなお子さんがいるスタッフも多いです。

２０２０年春には「訪問看護つき小規模多機能型の事業所」を団地の向かいにあるマンション１階に開きました。「医療依存度が高くてもやりたいことを応援する」ことが目的です。広さは約２００平方メートルでコミュニティースペースやカフェ、子育ての相談窓口もあります。今の「ぐるんとびー」のように、多世代のたまり場になってほしいと思います。

僕らに決まった方法論はありません。（1）と（5）で取り上げた、プールを使ったリハビリも、ほかの事業所ではあまり取り組まないように思います。（4）で取り上げましたが、ずっと外を歩き続ける男性に、スタッフが1日8時間ずっと同行するということも、ほかの事業所ではあまりしないでしょう。

台風19号の際も、被害がひどかった長野県などに僕やスタッフが行くなど、支援活動をしています。どんな状況にも柔軟に対応し、「失敗」も含めて「学び」にしていくのが、「ぐるんとびー」のポリシーです。被災地支援では、母の運営する「キャンナス」とも連携しています。今は母も、僕のやっていることに理解を示し、応援してくれています。

これからも僕たちは既存の枠組みで対応せず、「Always Why?」で変化し続けます。それが、利用者さんの「幸せな最期」につながると信じているからです。そして、地域住民の方々と一緒に育ち続けていきたいと思います。（構成・佐藤陽）

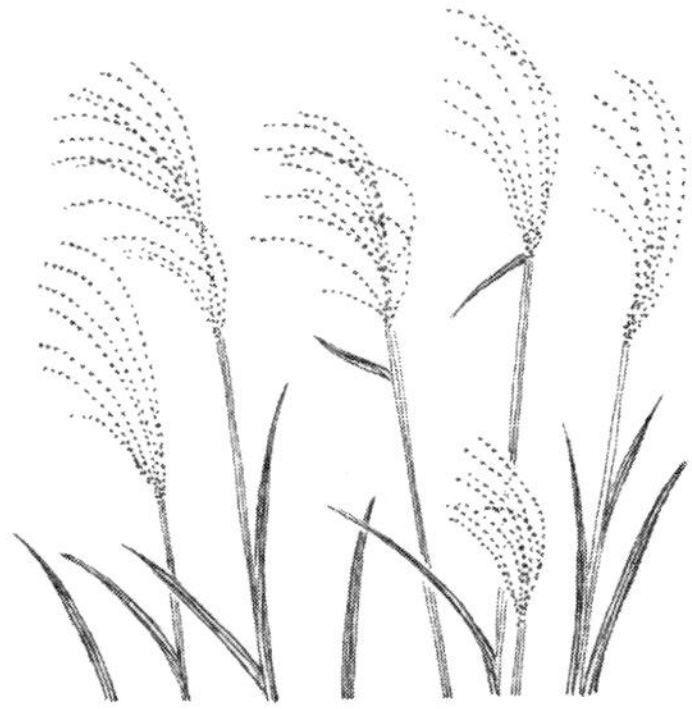

4章
死の不安を和らげ、穏やかに看取るということ

この章では、医療から少し離れた立場で、よりよい最期を迎えられるよう患者をサポートする3人の声を紹介している。冒頭は、まだ日本では聞き慣れない音楽療法士の佐藤由美子さん。音楽や歌が人生の締めくくりにいかに重要かが伝わってくる。続いて「看取《みと》り士」という資格を創設した柴田久美子さん。「抱きしめる」「傾聴する」など、独特の看取りを展開している。3人目に登場する藤井理恵さんは「病院付き牧師」。自死した同僚に何もできなかったと自分を責め、神学部に入り直した牧師が聖書をひもとき、患者が「たましいの痛み」の答えを探す手伝いをする様子を語ります。

音楽療法

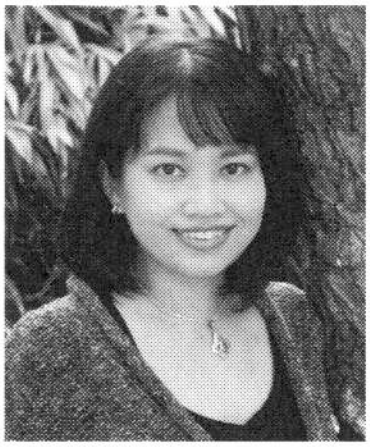

音楽療法士
佐藤由美子さん
1977年生まれ。米国で音楽療法士の資格をとり、10年間オハイオ州で活動。2013〜16年、日本でも活動した。これまでに末期がん患者ら約1200人を担当した。現在、米国在住。近著に『戦争の歌がきこえる』。

（1）歌で取り戻した父娘のつながり

私は、音楽や歌で患者さんや家族の心をほぐし、人生を振り返り、締めくくるお手伝いをする「音楽療法士」という仕事をしています。これから、私が米国と日本で担当したケースを紹介していきます。

初回は、米国オハイオ州シンシナティ市内の老人ホームにいたジョン・ビックさん（享年95）です。2012年夏から13年春まで、月2回のペースで訪問しました。ジョンは、アルツハイマー型認知症で、ほとんどしゃべらず、ずっと下を向いていました。11年に妻を亡くしていました。娘は二人いて、長女のナンシー（67）が主介護者でした。

実は、ナンシーがこのケースの焦点だったのです。母親を亡くし、ひどく落ち込んでいました。同時に、大好きだった父親が自分のことを認識せず、話しかけても反応はなく、つらい思いを深めていました。「何か良い方向に進むきっかけになれば」と思ったのでしょう。ナンシーは、私が所属するホスピス（日本でいう訪問看護ステーション）の看護師に、「音楽療法を受けたい」と頼んできました。

ジョンは現役時代はラジオ局に勤めていて、ピアノでクラシック音楽をよく弾いていました。ナンシーも、ギターなどが得意で、人前で披露するほどの腕前でした。私が行くと、必ずナンシーもいて、２人で一緒に演奏し歌いました。

ある日のセッション。ナンシーはギター、私はアイリッシュハープを弾き、「マイ・ワイルド・アイリッシュ・ローズ」を歌いました。それまで反応のなかったジョンが、車いすに乗ったまま両手を胸の前に合わせ、ナンシーの方を見ながら笑顔で聴いています。終わると、「すごく良かった！」。ナンシーがジョンを抱きしめながら「もう1曲いく？」と尋ねると、「イエス！」。ジョンの一番好きな曲「ジングルベル」を歌いました。合わせた両手を上下に振り、首を振って、ノリノリでした。ジョンはウィスコンシン州出身で、雪景色が大好きでした。

セッションを重ねるごとに、ジョンの表情も変わってきました。少なくともセッションの30分の間は、父と娘の関係を取り戻していました。「仲の良い親子だったんだろうなあ」。二人の絆《きずな》を感じました。

ナンシーも徐々に元気になってきました。「お父さんとは、言葉がなくても音楽があれば通じ合える」と気づいたのです。私がいないときもアイリッシュハープを弾き、歌って聴かせました。時には、ルームメートの男性も一緒に歌ったようです。

私のような第三者が入ったことが、良かったのかもしれません。二人とも音楽好きだったのに、歌うことを思いつかなかったそうです。ナンシーに「お父さん、あなたのことを見ているわよ」と言うと、「本当だ！」と喜んでくれました。

ある神経学者の言葉に「認知症の人たちにとって、音楽はぜいたくでなく、必要不可欠なものだ。音楽は他の何よりも回復させる力がある」というものがあります。まさに、その通りだと思います。いくつかの研究でも、音楽療法が不安や攻撃性を軽減し、認知症に効果があることが示されています。

ジョンは、私が日本に帰国後の13年9月、穏やかに天国へ旅立ちました。あとでナンシーに、すてきな話を聞きました。亡くなる少し前、大好きだったベートーベンの「歓喜の歌」を、「ポンポンポンポン……」と口ずさんだそうです。ずっとナンシーの方を見ながら。「お父さんらしい最期。私への最後のギフトだった」とナンシーは喜んでいました。

親子の絆は、簡単には壊れない。そのことをジョンへの音楽療法を通じ、強く感じました。


【音楽療法とは】

・日本音楽療法学会は「音楽のもつ生理的、心理的、社会的働きを用いて、心身の障害の回復、機能の維持改善、生活の質の向上、行動の変容などに向けて、音楽を意図的、計画的に使用すること」と定義する
・出生前から終末期まで、人生すべての段階でサポートする

（2）波瀾万丈の人生、懐かしの歌で振り返る

今回は、米国オハイオ州シンシナティ市内の老人ホームで出会った、うつ病の日本人女性（享年79）のケースについて紹介します。担当したのは、２００９年7～10月でした。「周りと話をせず、食事もしなくなった。うつ病だと思うので、対応してほしい」。担当看護師からの最初の依頼は、そういう内容でした。彼女の世話をしていたのは、息子さんでした。米国人の夫は、数年前に亡くなっていました。

彼女は米国に移住して50年以上たち、ふだん英語で会話をしていました。「こんにちは、佐藤由美子です」。私はあえて日本語で話しかけました。するとニコッとして、「そう」などと返事をしてくれました。

ある日のセッション。彼女が「日本の歌が好き」というので、ギター片手に「浜辺の歌」を歌いました。「あした浜辺を　さまよえば　昔のことぞ　しのばるる……」。彼女は、懐かしそうな表情

でした。


を浮かべていました。

「日本のこと、よく思い出しますか？」

「昔はあまり考えなかったけど、今はよく思い出す」

ややぎこちない日本語で、つらかった戦争のことも少しだけ話してくれました。そして最後に、こう言いました。「（5人家族の中で）私だけ、生き残ったの……」。彼女は沖縄戦を生き抜いたのでした。そして最後に、
罪悪感を抱えながら、60年以上生きてきたのでしょう。その思いがずっと「消化」されず、心を病んでしまったのです。私は、音楽療法の一種である「音楽回想法」を用いることにしました。懐かしの音楽を聴きながら、人生の振り返りをします。そして人生の意味を理解し、やり残したことに気づき、いまを乗り越える力につなげる手法です。

次のセッションでは、息子さんに持ってきてもらった昔の写真を見ながら、いろいろ話をしました。私の目にとまったのは、古い白黒の家族写真でした。１９３５年の正月、彼女が4歳のとき、生まれ育った名古屋で撮影したものでした。彼女が持っている唯一の家族写真でした。でも、そこに写っている5人の中で、彼女以外は、みんな沖縄戦や空襲で亡くなったのです。

その後、訪問を重ねる中で、彼女はポツリポツリと昔のつらかったことを話し出しました。「浜辺の歌」のほか、「故郷《ふるさと》」「春が来た」などの童謡を合間に歌い、彼女の記憶を引き出すお手伝いをしました。「浜辺の歌」は特に大好きで、「沖縄の海を思い出す」と言っていました。

――13歳のとき名古屋から沖縄に疎開するが、その後米軍が沖縄に侵攻してくる。両親、姉と弟

を失い、一人だけ生き残る。終戦を迎え、沖縄の男性と結婚するが、まもなく離婚。米軍の男性と再婚し26歳で渡米。夫はベトナム戦争に従軍し、そのトラウマでアルコール依存症になってしまい、亡くなった――。

波瀾万丈《はらんばんじょう》の人生に、最初どんな言葉をかけていいかわかりませんでした。しかしセッションを重ねるごとに、彼女の表情が少しずつ変わっていくのがわかりました。「自分の人生を受け入れる覚悟」のようなものが、出てきたのだと思います。

09年9月。音楽回想法の集大成として、家族写真など昔の写真、「浜辺の歌」などの歌詞、沖縄の海の写真などを収めたアルバムを作り、彼女にプレゼントしました。彼女はうれしそうに1ページずつ眺めました。そして読み終えると、力強い英語で、「I'm a Survivor!（私は生き抜いたのよ！）」と言ったのです。「何で、私だけ生き残ったの？」ではなく、「私は、亡くなった両親や姉弟の分まで生き抜いたのよ」と、ポジティブな感情が伝わってきました。1年後、彼女は穏やかに旅立ちました。

実は私自身、彼女と出会ったのは、34歳で病死した兄の一周忌が終わってすぐのころでした。自分自身のグリーフケア（悲嘆からの回復）が必要な時期でした。沖縄戦などで家族全員を失いながら、強く生き抜いた女性。このタイミングで彼女と出会ったことに、何か運命のようなものを感じました。

私は彼女から、「生きるとは、どういうことか」という大事なことを教わりました。

（3） 夫婦結び続けた賛美歌と信仰

私が2013年末に日本に帰国して初めて本格的に音楽療法を提供した患者さんが、今回紹介する大沼美智子さん（享年71）です。あるきっかけで神奈川県横須賀市の在宅医、千場純先生（69）と知り合い、訪問診療に同行しながら、音楽療法をするようになりました。美智子さんは、そんな患者さんのお一人です。

美智子さんのお宅に初めてお邪魔したのは、14年12月のことでした。お宅は、房総半島を望む団地にありました。美智子さんは27歳のとき、「全身性エリテマトーデス」という難病を発症、00年ごろから歩けなくなってしまいました。夫の成彬《なりあきら》さん（82）は仕事を辞め、介護に専念することにしました。

美智子さんの体をさすったり、人工肛門《こうもん》の装具の交換をしたりといった生活が10年以上続き、心身ともに疲弊していました。そんな状態の成彬さんを心配した千場先生が、私に「一緒に訪問しないか」と声をかけてきたのです。

大沼さん夫妻は、二人とも熱心なクリスチャンでした。正直いうと成彬さんの第一印象は、ややこわばった表情で、あまりオープンな感じではありませんでした。ほとんど口を開きませんでした。おそらく疲労が限界に達していたのでしょう。

私は、ギターで伴奏して、賛美歌「アメージング・グレース」を歌いました。するとそれまで沈んだ表情をしていた成彬さんが、一緒に歌ってくれました。美智子さんはベッドに横になったまま、笑顔で口ずさみました。お二人の信仰の強さを感じました。

成彬さんは賛美歌「ゴッド・ブレス・ユー」も英語で歌いました。それを美智子さんは、ニコニコしながら聴いていました。これは、毎晩成彬さんが枕元で歌う曲でした。美智子さんは「つらいとき、この歌を聴くと落ち着きます」と話していました。「ゴッド・ブレス・ユー」は、二人の心をつなぐ大切な曲だったのです。

歌の合間に、成彬さんは「ここ何日か、寝ていないんですよ」とボソッと言いました。今振り返ると、当時は「地面を踏んでいないような感覚で、フワフワしていた」そうです。

15年7月の3回目のセッション。その日は、猛暑日でした。「アメージング・グレース」のほか、二人が大好きなエルビス・プレスリーの「ラブ・ミー・テンダー」なども歌いました。二人は、プレスリーのゴスペルソングも大好きでした。

歌い終えると、成彬さんは少し表情がゆるみ、ポツポツと自分のことを話し出しました。戦時中に仙台に疎開していたこと、現役時代はコピーライターとして活躍していたこと……。昔の仕事の話をするときは、うれしそうな表情をみせました。

この日、訪問診療が終わると、大沼さん夫妻や千場先生、看護師さんと記念写真を撮りました。これが、美智子さんとの別れになってしまいました。この年の9月に帰らぬ人となったのです。

先日、成彬さんに電話して、こんな話を伺いました。亡くなる直前、美智子さんは入院していました。「絶対家で死にたい」と言っていた妻の願いをかなえるため、成彬さんは自宅に向かう救急車の中で、ゴッド・ブレス・ユーを歌い続けました。息が止まったかのように見えても、息を吹き返したといいます。自宅に戻った瞬間に、息絶えました。最後まで、夫の歌声が美智子さんの耳には届いていたのでしょう。

成彬さんとは、その後も私の講演会などで時々会って話をします。最初会ったころとは別人のようで、今はとてもお元気そうです。最近は、教会で不登校の子どもらを対象にした「居場所カフェ」に関わっています。

音楽療法で関わり始めたころの成彬さんは、本当に余裕がなかったのだと思います。でも、一緒に賛美歌を歌った30分だけでも、介護する側、される側ではなく、かつての夫婦関係に戻れたのであれば、本望です。

（4）大好きな演歌で妻に「さよなら」

私は2015年8月~16年12月、青森慈恵会病院（青森市）で音楽療法士として活動しました。その中で印象に残っている患者さんの一人が、大腸がんで緩和《かんわ》ケア病棟に入院していた渡邉清英《せいえい》さん（享年93）です。

最初にお会いしたときから衰弱した様子でしたが、いつも明るさとユーモアを忘れない方でした。人と話をするのが大好きでした。

妻のふみさん（87）とは幼なじみで、結婚して約70年。言葉には出しませんが、お互いの愛情が伝わってきました。子どもは、息子1人と娘2人。病室にお邪魔すると、だいたい、ふみさんか娘さんがいて、笑い声が絶えませんでした。

清英さんは演歌が大好き。中でも一番のお気に入りは、千昌夫さんのヒット曲「星影のワルツ」でした。「別れることはつらいけど　仕方がないんだ君のため……」で始まるこの歌は、男女の別れを歌ったものです。それなのに知人の結婚式でも、よく歌ったそうです。

私がギターで伴奏し、清英さんやふみさん、娘さんが一緒に歌いました。その合間に、戦争で中国に行ったときの話などをしてくれました。けがをして病院に運ばれたこと、終戦後に九州から電車で青森まで来たこと、その戦友とはいまもつき合いが続いていること……。

セッションを進めていくごとに、徐々に心身が弱っていく様子が伝わってきました。そして15年12月2日の最後のセッション。直前には、遠くからお孫さんがお見舞いに来ていました。でも、ふみさんは「ほとんど話をできなかった」と、覚悟を決めた表情で話していました。

「もう歌うのは難しいかもしれない」。そう思いながら、いつもの「星影のワルツ」の伴奏を始めました。すると、ベッドに横たわっていた清英さんが「別れることは……」と歌い始めたのです。私もふみさんも、びっくりしました。

このときはいつものような「楽しく」という感じではなく、真剣な表情で歌っていました。「あっ、これは奥さんに永遠の別れを伝えているんだ」。そう直感しました。ふみさんは笑顔で一緒に歌っていました。

そして、歌い終えるとこう言ったのです。「幸せいっぱい、胸いっぱい」。自分自身に言い聞かせるようでした。８日後、彼は旅立ちました。数カ月後、ふみさんと会ったとき、「あの人らしい最期を迎えられて良かった」と言っていました。

清英さんは、家族や戦友会の仲間らとの人間関係をとても大切にされていました。みんなに愛されていました。だからこそ人生の終わりに、「幸せいっぱい」と思えたのでしょう。私もこんな最期だったらいいな、と思える方でした。

(5) 運命受け入れ、夢に挑戦

今回は、青森慈恵会病院（青森市）で出会った患者さんで、今もご健在の沼田悦子さん（51）を紹介します。乳がんで術後の痛みを和らげるため緩和ケア病棟に入院していました。２０１５年10〜12月、ほぼ毎週セッションをもちました。

八甲田山の山あいにご両親とご主人、愛犬と一緒に住んでいました。背中の神経が圧迫される脊《せき》柱管狭窄症《ちゅうかんきょうさく》も患っていて、歩行車を使い移動していました。ご主人も糖尿病が原因で人工透析をし、心臓にペースメーカーを入れていました。そのため沼田さんのご両親が、二人の介護をする状態が続いていました。

また、沼田さんは結婚した29歳のときから8年間、ご主人のおばあさんの介護をしていたそうです。ご主人は、母親を早くに亡くし、おばあさんに育てられたのです。「おばあさんが夫にしてあげたことを、今度は私がしないと」という思いでした。

彼女は、前回紹介した渡邉さんのオープンさとは対照的でした。ご主人の病気のことや、おばあさんの介護のことなどは話すのですが、自分自身の心の内はなかなか見せませんでした。

それが10月下旬の3回目のセッションから、徐々に変わり始めます。大好きな和田アキ子さんの「だってしょうがないじゃない」を一緒に歌いました。和田アキ子さん似の低く深い、いい声でした。「だってしょうがないじゃない」という歌詞が、自分自身の境遇とぴったり合ったのでしょう。

歌い終えると、こう言いました。「人生って、しょうがないってことが、いっぱいあるでしょ？だから、この曲がスーッて入ってきたの」。決して投げやりになる、という意味ではありません。病気を含め自分の人生をありのままに受け入れる、という意味なんだと思います。少しずつ自分の「本音」を語ってくれるようになりました。

12月2日のセッション。初めてご主人への複雑な感情を吐露しました。「夫は『太く短く生きたいから、好きなものを食べたい』と言うけど、私は体のことが気になる。そのギャップが、つらくて……そのことを親も心配しています」。正直言うと、こうしたことを吐き出してくれて、ほっとしました。ポジティブな感情の裏には、必ずネガティブな感情があるからです。

翌週、病室を訪ねると、開口一番「佐藤さんの本、見つけましたよ！」。私が関わった方々の事例をまとめた『ラスト・ソング』（ポプラ社）のことです。そして「佐藤さんて、こういうことをしてたんですね」と言いながら、作成中のエンディングノートを初めて見せてくれました。

まもなく沼田さんは退院しました。そのときくれた手紙に、自分が人生最期に聴きたい「ラスト・ソング」が記されていました。やしきたかじんさんの「東京」。独身時代、入院していた病院の患者仲間の妹がプレゼントしてくれた音楽だそうです。

沼田さんのこれまでの人生は、自分をある意味犠牲にしてきたものでした。自分のやりたいことをやってきた私とは、正反対の人生と言えます。それでもお話を聞いていて、ある種の「潔さ」を感じました。本などでは学べない深い知恵のようなものです。「生死はコントロールできない」という感覚でしょうか。山や自然とともに育ってきたから、身についたものなのだと思います。

退院してまもなく、ご主人は亡くなりました。喪失感にさいなまれながらも、沼田さんは「夢」を決してあきらめませんでした。一度勉強しかけて中断した簿記の勉強を再開し、資格をとったのです。ハローワークで仕事を紹介してもらい、いまは自宅でパートをしています。

この記事掲載にあたって電話したとき、沼田さんは「人の命はいつか終わる。私は、笑ってバイバイしたい。『私はこうして生きてきた』ということを知ってほしいんです」と話してくれました。彼女の考え方や生き方に、同じ女性として大きな影響を受けました。

(6) 言葉で言えぬこと、音楽で表現

これまで私が関わった患者さん5人のケースについて紹介してきましたが、いかがでしたでしょうか。

音楽療法は第2次世界大戦中の欧米で、トラウマを抱えて帰ってきた兵士たちのために音楽家が病院に行き演奏したのが始まりとされています。その後、セラピー(療法)として確立するために大学に音楽療法の学科ができていきました。

日本で専門家向けに講演すると、よくされる質問があります。「音楽療法のマニュアルはないのですか?」です。いつも私は「ありません」と答えます。

音楽療法とは、ほかのすべての医療・介護ケアと同じで、「患者のニーズに対応するために」音楽を使うことだからです。いわゆる「パーソン・センタード・ケア」です。その人のニーズを見極め、それに応じてケアを提供するのです。

音楽を聴かせるだけなのか、一緒に歌うのか、懐かしの音楽を聴きながら人生を振り返って今を乗り越える力につなげる「音楽回想法」をするのか、歌詞の中身についてディスカッションするのか……。患者さんによって、使い分ける必要があります。

私の専門は、高齢者を中心にした終末期の方々です。どちらかというと、音楽を活用したカウン

セリング、という要素が強いので、懐かしの童謡や演歌が多くなります。一方、足を骨折した若い人の場合、リハビリで歩くときなら、リズム感のある音楽を使うかもしれません。

私の好きな言葉に、フランスの文豪ビクトル・ユゴーの「音楽は、人間が言葉で言えないことで、しかも黙ってはいられない事柄を表現する」というものがあります。音楽療法の本質をこれほど的確に表している言葉を、ほかに知りません。

例えば、(4)で紹介した渡邉清英さん。約70年連れ添った奥さんに、大好きな「星影のワルツ」を歌いました。昔の人なので、「愛してる」とか「今までありがとう」といったことは言えません。歌で永遠の別れと感謝を伝えたのです。

音楽は自己表現のツールといえます。もちろん、それは必ず音楽である必要はありません。例えば、俳句や絵などでもいいのです。人生の最期が近づいたとき、こうしたアートは家族を結びつける強力な武器になると思います。

また人間の回復のプロセスについて、精神科医カール・ユングはこう指摘しています。直訳すると「情熱の烈火を通過しなければ、決して回復はできない」。つまり、つらく苦しいプロセスを乗り越えないと、回復への道は開けない、ということです。

(2)で紹介した、沖縄戦などで家族全員を失いながら生き抜いた女性のケースが、まさにそうです。大好きだった「浜辺の歌」も、本人にとっては「懐かしい」だけでなく、「つらい思い出」を呼び起こす歌でもあったのです。でも音楽回想法で、いくつかの童謡を媒介にして、沖縄戦やその後のつらかったことを、徐々に私に吐き出しました。そして彼女が自らトラウマを乗り越え、「私は生き抜いたのよ！」と言うまでになったのです。

２０１８年、東京であった講演で、ある女性からこんな質問を受けました。「父が亡くなる前に弾いていた思い出の曲を、今はつらくて聴けない。どうしたらいいでしょうか？」。私はこう答えました。「人間の感情ってダムの水のようなものなんです。それが、ずっとたまってくると、うつ病になるなど、心身に不調を来す。川や海にダムの水を流すように、感情を自然に流してほしい。もちろん、それはつらいことではあるのだけれど、最終的には回復に向かっていくはずです。そうすることで、人間は成長していくのだと思います」

欧米で普及している「音楽療法」ですが、日本では、まだあまり知られていません。「本当に効果があるの？」という声があることも知っています。

でも、うつ状態の軽減などエビデンス（医学的な根拠、証拠）が出てきています。日本でも広がっていくことを願っています。

さらに詳しく知りたい方は、私のホームページ（https://yumikosato.com/）や、日本音楽療法学会のホームページ（https://www.jmta.jp/）を参考にしてください。（構成・佐藤陽）

抱きしめて看取る

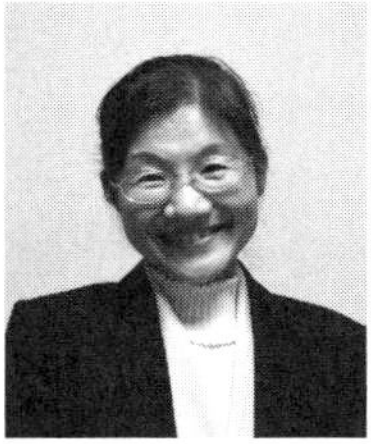

日本看取り士会会長
柴田久美子さん

１９５２年、島根県生まれ。離島で「看取りの家　なごみの里」を開いた後、「日本看取り士会」設立。著書に『私は、看取り士。』（佼成出版社）など。制作に関わった映画「みとりし」が、２０１９年秋に公開された。

（1）小学校6年生での父の看取り体験

「看取り士」という言葉を聞いたことがある方は、少ないかもしれません。私が２０１２年に立ち上げた一般社団法人「日本看取り士会」が認定する資格です。ひとことで言うと、「抱きしめて看取る」ことを通じ、尊厳ある旅立ちをお手伝いする仕事となります。

具体的には、余命告知をされた患者さんとご家族のお宅に有料で訪問し、24時間態勢でサポートします。手を握ったり、肩を抱いたりしながら、患者さんらの思いや悩みを聴きます。こうした

「ふれあい」や「傾聴」のほか、「つらかったのですね」などと相手の言葉を繰り返す「反復」や、間を置く「沈黙」が、看取りの作法のポイントになります。

患者さんの呼吸のリズムに合わせ、静かに呼吸する「呼吸合わせ」も大切です。片ひざを折るようにして座り、そこに仰向けになった患者さんの頭を抱える方法が、一般的です。「ふれる」「抱く」という行為で、愛のエネルギーが循環する、「命のバトン」の受け渡しができるのです。それを家族間でやってもらいます。すると、死が悲しくつらいことではなく、温かいものとして、その人の心の中に宿っていくのです。

そう考えるようになった原点は、父の看取り体験にあります。私が小学校6年のとき、末期がんだった父は、自宅で最期に私の手を握り、「ありがとう、くんちゃん」と言って、穏やかに旅立って行きました。父の手は冷たかったのですが、逆に私の心は温かくなる感覚だったのを覚えています。

私は元々、医療や介護と全く無縁の仕事をしていました。1973年日本マクドナルドに入社、16年間働きました。がむしゃらに働き、家庭を顧みる余裕はありませんでした。結果的に家族と別れ、ひとりの道を歩み出しました。

そして、これまで縁のなかった高齢者介護の世界に飛び込もうと思ったのです。福岡県の特別養護老人ホームと有料老人ホームで、寮母を務めました。命を全うしようとする利用者さんとの交流に、私は幸福感でいっぱいでした。

しかし、やがてある現実にぶつかります。利用者さんと「最後まで一緒にいるからね」と約束したのに、最終的には家族の意向で、病院に救急搬送されていったのです。ご本人のお気持ちを考えると、胸が締め付けられる思いでした。

そこで病院のないところに行けば自然な看取りができるのではと考え、島根県の人口約600人の離島に移り住みました。そして2002年、一軒家を改装し、「看取りの家　なごみの里」を立ち上げたのです。十数年で、約50人の方々の旅立ちを見送ってきました。その後、鳥取県で日本看取り士会を立ち上げ、14年に本部を岡山市に移しました。

私はこれまで、200人以上の方々の最期に関わりました。育成した看取り士は約460人、利用者一人につき10人単位で支えるボランティアの「エンゼルチーム」も約490支部になりました。医師や看護師、介護関係者らの理解も徐々にですが進んできました。

「人生の99%が不幸だとしても、最期の1%が幸せならば、その人の人生は幸せなものに変わる」。これは私の大好きなマザー・テレサの言葉です。まさに看取り士の仕事は、この言葉を体現するものだと思います。

みなさん、看取り士のイメージは湧いてきましたでしょうか。次回から、私やスタッフが関わった具体的なケースを紹介していきます。

(2)「わがまま」な男性が本当の看取り士にしてくれた

私は1998年、島根県北東部にある隠岐諸島の知夫里島《ちぶりじま》に移住し、4年後に「看取りの家　なごみの里」を始めました。その9年後、出雲市に移り、看取りの家を続けました。今回紹介する方は、そのときにご一緒した男性、Fさん（享年74）です。私の今の活動に、大きな影響を与えた方です。

Fさんは認知症で、高次脳機能障害がありました。現役時代はシジミ漁師をしていて、独身でした。市内の病院から「Fさんという患者が、家に帰りたがっている。でも一人暮らしは厳しいので、そちらで受け入れてほしい」という依頼が来たのです。

一般に言われる「わがまま」な方でした。女性スタッフが入浴介助をしようとすると、「女房でもないのに気安く触るな！」と怒りました。主介護者はおいっ子さんだったのですが、看取りの家に面会に来ても、「俺は会いたくない」と言いました。遠方から、ごきょうだいが差し入れを持ってきても、「めんどくさい。会わない」の一点張りでした。

いま思い出すと、面白い方でした。うちの施設には、毎朝新聞が届くんですが、先に私が読むと怒るんです。きっちり端をそろえて置いておいても、「先に読んだだろ！」と言われました。

「趣味」は、壁一面に新聞広告の絵や写真の部分を切り取り、貼ることでした。女性やお花などがお気に入りでした。それもごはん粒を使って貼っていたんです。そのうち壁がいっぱいになると、ベッドに上がって、貼り続けました。私は正直、「なんでこういうことをやるのだろう。騒々しいなあ」と感じていましたが、本人は満足顔でした。

こんなこともありました。ある日スタッフがFさんの部屋に行くと、一生懸命はさみで髪の毛を切っていました。「どうしたんですか?」と尋ねると、「丸坊主のスタッフの彼が、かっこいい。あいうふうになりたい」。結局スタッフが、バリカンで刈りました。「自分の思うように生きているな」とうらやましく思いました。

入居して約2年後、体も徐々に衰弱してきました。あるとき、「柴田さん、ちょっと話があるから、部屋に来て」と呼ばれました。部屋に行くと、神妙な顔でこう切り出しました。「俺は、いつまでもここにいるわけにはいかない。リハビリして家に帰るので、主治医を呼べ」。私は主治医を呼び、リハビリ病院への紹介状を書いてもらいました。

その夜のことです。スタッフが「Fさんの様子がおかしい」と私の部屋に飛んできました。すぐ駆けつけましたが、間もなく旅立たれました。私はFさんのほおをなで、左手で体を抱きました。

通常、亡くなると、体は徐々に冷たくなっていくものです。ところが、Fさんの体は、ものすごく熱かったのです。離れることができず、別のスタッフに、そしてまた別のスタッフにと、「リレー」していきました。気がついてみると、結局7時間も抱き続けていたのです。

このとき学びました。人は亡くなってから何時間もかけて、エネルギーを放出していくものだと。それまでは「息を引き取るまでが看取り」と思っていたのですが、「その後」が大事だと痛感しました。亡くなる前後を通じて「命のバトンの受け渡し」「魂のリレー」が完結するのだと思います。

Fさんからは、多くのことを教わりました。「迷惑をかけなければ、わがままに生きていいんだ」「自分ももっと解放して、喜びを感じられる生き方をしよう」——。短い人生、もっと自由に生きていいのではないでしょうか。

「わがまま」というと、どうしてもネガティブなニュアンスがあります。でも、実は楽しさや喜びを含むポジティブな言葉なのです。Fさんとの関わりで、そう悟りました。私が「本当の看取り士」になれたのは、彼のおかげです。

（3）親子間のわだかまり解かした看取り

時に看取りは、親子間のわだかまりを解かす役割をもちます。今回紹介するのは、そんな母と娘のケースです。

約5年前、東京都に住むMさん（享年76）は、末期の肝臓がん（ステージ4）でした。肺にも転移があり、その年の9月、主治医から「年を越すのは難しいでしょう」と告知を受けたそうです。

在宅で緩和ケアをすることになり、ご長女（55）が、お母さんの自宅に泊まりながら介護を担いました。

ご長女の電話を受け、私は岡山市から、Mさんのアパートを訪問しました。キッチンの奥に2間あり、それぞれMさんのベッドと、ご長女のスペースがありました。

15年ほど前、あることがきっかけで、お二人は「絶縁状態」になったそうです。久しぶりにご長女の元にお母さんからかかってきた電話が、「体調が優れないので検査入院に付き添ってほしい」というものでした。

確かに二人の関係はぎこちなく見えました。しかし、病気のせいで出る皮膚のかゆみを和らげるため、病院から処方された軟膏《なんこう》をご長女が塗ることになり、そのとき、私はふれあうことで、心の距離が縮まるのではないかと考えました。

毎日毎日、軟膏を塗ってあげました。すると母と娘の間に、徐々に心境の変化が現れました。あるとき、ご長女は、私にこう言ったのです。「まるで第二の子育てをしているみたい。何かをはらんでいる妊娠期間のようです」。そう、「お母さんへの許し」という気持ちが、生まれようとしていたのです。

お母さんの方も「最期まで自宅で生きたい、というわがままを聞いてくれる娘に感謝しています」と幸せそうに話してくれました。実はMさんは、長く病院の看護師をしていました。「私は病院で死にたくない。まるで『モノ』のように扱われるから」と言っていました。順番待ちして入るおふろ、みんなと同じ入院着や食事、最後は管《くだ》につながれる……。「モノ」とは厳しい言葉ですが、彼女が長年の勤務でそう感じたのだと思います。在宅だったからこそ、親子のふれあいを実現できたのでしょう。

体にふれることは、日本人はあまり得意ではありません。でも、死を目前にした人たちは、どうしようもない孤独や不安にさいなまれます。そんなとき温かい手でふれてあげると、その気持ちが和らぎます。それだけで「電流」のようなものが流れます。

家族にとっても、ご本人が亡くなると、ふれることすらできなくなるのです。私がお勧めするのは「呼吸合わせ」という方法です。ひざ枕をして、ゆっくり二人の呼吸を合わせる方法です。腕枕でやっても大丈夫です。命のバトンを受け取る「看取りの作法」として、大切な方法です。

いつも私がご自宅まで行くときは、ご長女が最寄りの駅まで迎えに来てくれました。自宅までの約15分、いろいろな話をするのが、お互い楽しみでした。

あるとき、ご長女がぼそっと言いました。「私、どうしても母の死を受け入れられないんです」

私は肩に手を置き、答えました。「いいのよ、受け入れられなくたって。（いつか）良くなる、と希望を持って」

ご長女は、少しほっとした表情を見せました。最近周りの家族が、「死を受け入れないと」「覚悟を決めないと」と言われることが多いのですが、そんな簡単なことではありません。私自身、ぎりぎりまで母の死を受け入れることができませんでした。いずれ「受け入れざるを得ない現実」が、やってくるのです。無理に受け入れる必要はないと、私は思います。

そうしてお二人の穏やかな日常は過ぎていきました。夜、お母さんが「おなかがすいた」というと、ご長女はおにぎりやうどんを作ってあげました。

そして3カ月後、Mさんは笑顔で旅立ちました。わだかまりのあった母と娘。でも最期は、仲の良い母と娘に戻っていったのです。看取りには、家族をつなぎ直す力があると改めて感じました。

（4）「もう一人の家族」という言葉に込められた思い

今回紹介する方は、新聞記者の吉岡逸夫さん（享年66）です。在職中は、イラクやアフガニスタンなどで戦場カメラマンとして活躍した後、記者として国内外の話題を取材してきました。著書も多く、ドキュメンタリー映画も制作されていました。

彼とは取材で知り合いました。２０１３年9月に日本看取り士会の当時の本部があった鳥取県まで来てくれたのです。私たちの活動を取材した後、「柴田さん、自分が死ぬときは、看取って下さいね」と言っていたのを思い出します。

それが数年後、現実のものになってしまいます。17年5月、人間ドック後の精密検査で、膵臓《すいぞう》がんに侵されていることがわかりました。奥様とは元々新聞社の同僚でした。吉岡さんご夫妻は、新聞記者らしく様々な情報を収集し、いくつもの病院を回って、最善の治療法を探したといいます。保険外のビタミンC点滴を続けた後、東京都内の病院で放射線治療と抗がん剤治療に切り替えました。

8月の暑い盛り、東京であった終活のイベントにも二人で出かけたそうです。出展していた会社と契約し、海洋散骨することを決めました。病気と闘いながら、「最期をどうするか」ということにも向き合っていました。

その年の10月、東京駅そばの書店にある喫茶店で、妻の詠美子さん（51）も一緒に3人で会いました。お二人は、沖縄に旅行に行った帰りで、その足で駆けつけてくれました。逸夫さんが、おいしそうに好物のパスタを召し上がっている姿が、いまでも印象に残っています。

ところが翌18年1月、彼からメールが届きます。「肝臓に転移していると診断された。緩和治療に入りたいので、一度会いたい」。私は2月8日、千葉県のご自宅に伺いました。逸夫さんのベッドは居間にあり、いつも家族に温かく見守られている環境でした。「これなら大丈夫」と安心しました。

ご自宅では、最期を迎える準備が進んでいました。ちょうど在宅医と訪問看護師が決まった、とのこと。一時は痛みがひどかったようですが、モルヒネが効いてきて、穏やかな顔をされていました。愛犬のチワワもシッポをふっていました。

逸夫さんは、ご自身の数十冊の著作を手にとって、取材時のエピソードを1時間ほど饒舌に語ってくれました。「多くの人が僕のために来てくれて、僕は幸せだよ」。彼は、ベッドの上で笑顔を見せました。その5日後、静かに旅立ちました。

亡くなられた後、私はお悔やみにご自宅を訪ねました。詠美子さんは「抱きしめて看取ることができなかった」と悔やんでいました。朝、気づいたときには、すでに息を引き取っていたそうです。でも聞くと、その晩は詠美子さんは添い寝をしていた、というのです。

私は、こう応じました。「添い寝していたのだから、ご主人のエネルギーをもらっていますよ。最期の姿を見せて動揺させたくない、と思ったのですよ」

病床の逸夫さんが詠美子さんに語りかけた言葉で、印象に残っているものがあります。「柴田さんは、もう一人の家族だからね」という言葉です。詠美子さんは「妻である私がいるのに……」と思ったそうです。私も、どういう意味なのか、正直よくわかりませんでした。

通常、私たちが利用者さんやご家族に自己紹介するとき、「看取り士」とは言いません。やはりまだ、ネガティブなイメージがあるからです。「医療に詳しい友人」などと説明することが多いのです。

でも、「もう一人の家族」と紹介されたのは初めてです。逸夫さんは、ストレートに愛情表現する方ではありませんでした。「愛している」といったことはあまり言いません。でも、「もう一人の家族」と言う言葉には、すごい優しさが詰まっていることに、亡くなった後に気づきました。「僕がいなくなっても、柴田さんが家族として存在するんだよ」。残される奥様を、本当に大切に思っていたのでしょう。

逸夫さんが亡くなった後、詠美子さんは、沖縄に移住しました。私は彼女とたまにメールのやりとりをするのですが、現地の写真が添付されていて、生活を楽しんでいらっしゃる様子が伝わってきます。

これからも私は、詠美子さんにとっての「もう一人の家族」であり続けます。ご主人が亡くなっても、奥様との関係は続いていくのです。看取りとは、まさに命のバトンが受け渡されていくものだと、改めて感じました。

（5）薬でごまかさず「生き切って死にな」

いま日本看取り士会は、東京や長崎に支部をつくり、活動しています。私は全国各地の看取り士から、利用者さんの報告を受け、時に助言するようにしています。今回は、東京支部の清水直美（48）が担当した岩崎悌二郎さん（享年66）との関わりを紹介します。約10日間という短い期間でしたが、濃密なやりとりがありました。

東京の総合病院に重症の肝硬変で入院していた悌二郎さんの姉、裕子さん（72）から、本部に派遣依頼のメールが来たのは、２０１８年12月1日でした。すぐに清水に連絡をして、裕子さんにメールしてもらいました。

清水は早速、裕子さんと会って、状況を聞きました。悌二郎さんは独身で、一人暮らしをしていました。裕子さんと悌二郎さんの間に、お兄さん（70）がいました。

悌二郎さんは65歳で会社を定年退職した後、酒量が増えていったそうです。ずっと連絡がとれなかったため、真ん中のお兄さんに自宅に行ってもらいました。すると意識がもうろうとしていたため、救急搬送し、即入院になった、とのことでした。

担当医によると、肝硬変がひどく手がつけられない状態でした。「1週間は持たないかもしれない」という告知を受けました。裕子さんは事情があって、なかなかすぐに悌二郎さんの病院に来ることができません。そこで、書籍で知った私のところへ、慌ててメールをしてこられたのです。

12月4日、清水は裕子さんと一緒に、悌二郎さんのもとを訪ねました。「私の友達の清水さんよ。私の代わりに、来てもらうからね」と裕子さんは紹介してくれました。ずっと一人で生活してきたので、どんな反応を示すか不安でしたが、「よく来たな」と喜んで手を握り返してくれました。

清水のほか、3人の看取り士やボランティアが、交代で悌二郎さんのもとを訪れました。お話を聞いたり、体をさすったりしました。「気持ちいいなあ」と笑顔をみせました。病院の看護師や主治医も、看取り士の活動に理解を示してくれました。

裕子さんは、清水たちに様々な「ミッション」を与えました。その一つが、「弟が、家族のことをどう思っているか、聞いてほしい」というものでした。お父さんやお母さんは厳しい方だったそうです。もし嫌な思いが残っているなら、亡くなる前に吐き出させて少しでも楽にしてあげたい、と思ったのです。清水が聞くと、悌二郎さんは多くは語りませんでした。ただ、恨みを持っている感じではなかったようです。そのことを裕子さんに伝えると、少し安心されていました。

また裕子さんは、悌二郎さんが亡くなる前に、「死への覚悟」を固めてほしい、と考えていました。清水にも「弟が死を覚悟できているか、確認してほしい」とメールが来ました。あるとき担当医から「(薬で眠らせ楽にさせる)セデーション(鎮静)をかけましょうか」と提案されました。

そのときも、裕子さんは「薬でごまかしたくないので、やらなくて結構です」と答え、「いいよね、悌二郎。生き切って死にな」と声をかけていました。

「怖い夢を見た」と、悌二郎さんはよく言っていました。「どんな夢だったんですか?」と尋ねると、「何か黒くて、本当に怖いんだ」「暗いところに連れて行かれる」と答えて、カクンと寝てしまいました。

死への恐怖感が強かったからか、いつもテレビをつけていました。完全に静かになり、部屋の前のナースステーションから聞こえるモニター音がいやだったようです。消そうとすると、胸の上にリモコンを抱えて、離そうとしませんでした。

関わり始めてから6日後の12月10日ごろから、悌二郎さんの様子が徐々に変わってきました。「昨日、お迎えが来たんだ」「もう俺も、長くねえな」と発言するようになったのです。表情も穏やかなものに、変わってきました。近づいてきた死を受け入れ始めていました。

私たち看取り士は、何かを言って、死を受け入れさせるわけではありません。旅立つ方ご自身が、死をプロデュースするのです。どういうふうに旅立とうとしているか、裕子さんの代わりに聞き出すのが、清水の仕事です。

そのために傾聴と反復、沈黙という技法を使うのです。「お迎えが来た」と言われたときに、「お迎えが来たんですね」と反復し、相手の次の言葉を待ちます。「そんなことないですよ」などと否定してはいけません。相手の大事なメッセージだからです。

12月12日正午ごろ、裕子さんから清水に「急に脈が下がり、危篤状態。病院に行ってほしい」と連絡がありました。病院に着くと、すでにお兄さんがいました。午後3時ごろ、裕子さんが到着しました。「ひざ枕してあげませんか?」。清水が促すと、裕子さんはベッドに腰掛け、悌二郎さんにひざ枕をしてあげました。子どもをあやすように「苦しくない?」「向こうにはお父さんもお母さんもいるからね」と語りかけました。悌二郎さんは昏睡《こんすい》状態でしたが、うれしそうな表情をしているように見えました。

裕子さんには介護している人がいて、自宅に帰らないといけなかったため、2時間半ほどして病院を出ました。「またね!」と病室を出たのですが、すぐに戻ってきました。「帰っている間に亡くなるかもしれない」と心配になったのです。

そして裕子さんが再び病院を出て1時間ほどすると、モニターに脈の乱れが見え始めます。看護師としての勤務経験もある清水は、「これはまずい」と思い、すぐに看護師を呼びました。急いで裕子さんに電話をして、スピーカーフォンで声をかけ続けてもらいました。「悌二郎、大丈夫だよ! 無理しなくていいからね!」。十数分後、悌二郎さんは息を引き取りました。裕子さんの泣き声が、病室に響きました。

その後、裕子さんがスピーカーフォンで「悌二郎、よく頑張ったね」と声をかけると、信じられないことが起きたのです。モニター上の脈は0を示していたのに、悌二郎さんがガッツポーズをするように、両腕を数秒間上げたのです。しかも笑顔を見せていました。看護師さんもその様子を目撃していて、清水と目を合わせて驚いていたそうです。

このケースで清水は、悌二郎さんと裕子さんの間の「メッセンジャー」としての役割を果たしました。家族の間に第三者が入ることで、関係をスムーズなものにできたなら、本当にうれしいです。

悌二郎さんが亡くなった後、清水は裕子さんへのメールで、こうつづりました。「一つ一つまるで受け入れるように、最後の最後までしっかり生き切って旅立たれました。（中略）裕子さんに抱かれて本当に安心され、これからも共に生きていかれることを、肉体を超えたところで家族を見守り助けて下さることを選ばれたのだな、と感じました」

姉弟のつながりは、これからも続いていくのだと思います。

（6）「ママは魔法使いになる」、5人の子を残す死を受け入れて

最後にご紹介するのは、5人のお子さんを残して旅立たれた若いお母さんのお話です。ある程度高齢になると、自然と自分の肉体への執着を手放せることが多いのですが、若い方はなかなかそうはいきません。「まだやり残したことがある」という思いが強いからです。

長崎県の椿山千春さん（享年37）は卵巣がんが転移していて、末期の告知を受けていました。ご家族はご主人（43）と、小学1年から中学3年までの子どもたちです。彼女とは、2015年に長崎県で開いた日本看取り士会の講座で出会い、16年にも講演会の際にお話ししました。

がん転移がわかった後の17年8月ごろから、私は毎日のように電話で彼女と話をしました。現地では日本看取り士会九州研修所長の大橋尚生《ひさお》（44）がサポートしました。

電話は、多いときは1日2回かかってきました。朝は「今日も朝を迎えられた」という喜びを伝え、夜は心に積もったつらさを吐き出しました。彼女は、育った環境もあり、「なかなか泣けないこと」を悩んでいました。「病気が治らないのは、私が泣けないからじゃないか」とも言っていました。

友人たちが励ましで言った言葉や、してくれたことが重荷にもなっていました。「みんなに、いろいろ言われてつらい」。私は、アドバイスなどはせず、ひたすら彼女の思いや悩みを聴き続けました。

大橋も自宅を訪ね、彼女の「5人の子どもを残して、死ねない」といった不安を分かち合いました。そして痛がるところをさすり続けたといいます。お母さんも、彼女のそばにずっといました。

椿山さんが闘病中、つらい出来事がありました。お父さんが肝臓がんで亡くなられたのです。「私がお母さんを独り占めしたから……」と落ち込む彼女に、私は「お父様は魔法使いになってあなたの病気を治しに来てくれるわよ」と語りかけました。電話の向こうで、彼女が落ち着いていく様子を感じ取れました。

10月4日朝。彼女からの「定期コール」がありました。声を聞いて驚きました。いつもと全く違う、天使のようなすてきな声でした。

「亡くなった父が見えた。私は本当に幸せです」。そう繰り返すと、電話を切りました。肉体の痛みなどすべて取り払われ、自分の死を受け入れた瞬間でした。まるで湖面が凪《な》いでいるような、平安が広がる状態です。人によって起きる時期は違いますが、私が看取ってきた人たちには、この状態は必ず起きています。

そして翌5日午前、椿山さんは病院で穏やかに旅立ちました。亡くなる前々日、彼女は子どもたちにこう言っていました。「ママは魔法使いになって、いつもみんなのそばにいるよ」。私が彼女に伝えた言葉を、子どもたちに伝えていてくれたのです。

教会での葬儀には、５００人ほどが参列しました。葬儀が終わると、ご主人と5人のお子さんが、順番にマイクを持ち、お母さんに「ありがとう」と呼びかけました。最後に末っ子の女の子が、天に向かって呼びかけました。「ママ、大好きだよ！」。その声は、きっと椿山さんに届いたことでしょう。

満足のできる最期を迎えられているかの指標として、「ＱＯＤ（クオリティー・オブ・デス）」という言葉があります。英「エコノミスト」誌の２０１5年の調査では、日本は世界で14位でした。いま年間約１３７万人もの方々が亡くなっています。これは奈良県の人口とほぼ同じです。

みんなが、愛されていると感じながら、豊かな気持ちで旅立ってほしい。そのために我々看取り士は、ますます活動を広げていかなければと思っています。（構成・佐藤陽）

病院の牧師として

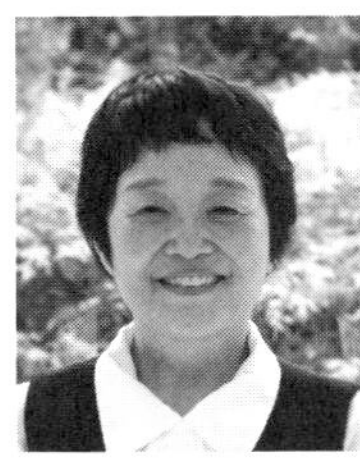

淀川キリスト教病院チャプレン
藤井理恵さん

1959年、神戸市でクリスチャンの家庭に生まれる。製薬会社に勤務後、関西学院大学神学部に学士入学。88年同大学大学院神学研究科修了。日本基督教団関西学院教会副牧師を経て、91年から淀川キリスト教病院（大阪市）チャプレン。著書に『たましいのケア』（姉・藤井美和さんとの共著、いのちのことば社）、『わたしをいきる』（いのちのことば社）。

（1）がんが肺に転移、片脚切断、極限状態の患者を支えた言葉

「チャプレン」は教会以外の施設で働く聖職者を指します。私は「病院付き牧師」で、患者さんの「なぜこんな苦しい目に遭わなければならないのか」「この苦しみに意味はあるのか」「死んだらどうなるか」「どこに行くのか」といった「たましいの痛み」を聞き、答えを探すお手伝いをします。

私が「この苦しみには○○の意味があります」などと答えを示したりはしません。本人が「こん

な意味があったんだ」と心の底から納得して、初めて真実の答えになるのです。じっくりお話をうかがい、本人が答えを見つける手助けをするのが私の仕事です。

患者さんが信仰を持っているかいないかは、関係ありません。ただ、こちらから押しかけることはしないという原則は守っています。看護師はじめ医療者から私が依頼を受け、患者さんにも「この病院にはチャプレンがいます。来てもらいましょうか」とお聞きして同意を得てから、訪問します。

69歳の男性Yさんは、骨の悪性腫瘍《しゅよう》で一般病棟に入院中で、既にがんが肺に転移していました。何度も大きな手術を受け、片脚を切断していました。信仰は何も持っていらっしゃいませんでした。初めは、これまでの病歴を語り、ポロポロと涙を流すばかりでした。

朝の礼拝とお昼の放送が、私が勤める病院の特徴です。礼拝はチャプレンだけでなく理事長から医師、看護師、一般の職員まで院内のクリスチャンが信仰体験などを話します。放送は午後1時から30分、チャプレン室のスタッフが聖書のメッセージや賛美歌を流します。全病室で聞けるほか院内テレビでも視聴できます。

Yさんとのお付き合いは、最期を迎えるまでのわずか15日でした。毎日訪問するうち、Yさんは礼拝に参加したいと言い、すぐに車椅子で毎朝の礼拝を聞くようになりました。そして、聖書を一緒に読んだり、お祈りしたりするようになったのです。

人の言葉など、何の慰めにもならないところにYさんはいたのだと思います。私も、自分の言葉で慰めようと思っても、何とも薄っぺらい。響かないし、上滑りするし、すごく白々しいと思っています。ただ、聖書の言葉は違います。

極限状態にあったためでしょうか、枯れ野に水がしみ込むように、Yさんの心に聖書の言葉が素直に入っていきました。ある時、一緒に詩篇23篇の「たといわたしは死の陰の谷を歩むともわざわいを恐れません。あなたがわたしと共におられるからです」を読んだ時、「これが私の今の心そのものです」とYさんはつぶやきました。

亡くなる2日前、Yさんは次のように語りました。「入院したばかりの頃は病気のことばかり考えていました。悪くなって苦しくなって最期を迎える……いつもそこをぐるぐるぐる回るだけでした。でも今は、どうしても治りたいとは思わなくなりました。気持ちが安らかであることが何より幸いです」。回診に来た医師にも、同じことを話したと聞きました。

亡くなる前日、確かに体はつらそうでしたが「心や魂のことは神様が心配して下さるのだと聞いてからは、心はずっと落ち着いています。これだけが私の支えです。私は強いですよ」とほほえんでいました。

苦しい病気を抱えたYさんは、これまで何度となく苦しみの意味を自分に問いかけてきました。でも、最期になって「なぜ?」と問わなくなりました。

具体的な答えを得たのではなく「神様がともにいて下さるから、問う必要がなくなった」。この「問わずに済む」がYさんの問いに対する答えだったのです。

(2)「沈んでいく、引き上げてくれぇ」、末期がん患者の叫び

病院付き牧師として、患者さんの「たましいの痛み」に向き合う時、「キリスト教を信じたら救われますよ」とは言いません。必要に応じて「聖書にはこう書いてあって、私はこんなふうに信じています」とお伝えします。

「宗教なんて必要ない」という患者さんもいます。定年退職を間近に控えた59歳の男性で、胃がんの末期でした。看護師が「この人は何かに苦しんでいる」と感じ、「この病院にはチャプレンがいます。来てもらってもいいですか」と聞くと「宗教は信じてないけど、話を聞いてくれる人がいるんやったら、来てもらってもええよ」というので、訪問することになりました。

お昼の放送などは聞くともなしに聞いていたようです。病室にうかがうと、男性は人生行路を話し、「自分を信じて生きてきて、うまくやってきた。これからもそれは変わらない。あなたのように信仰を持っている人を否定はしないけれど、私は自分を信じる」と話しました。私は私で「苦しい時に聖書のこんな言葉に助けられたことがありました」などとお話ししました。そうした会話が毎日続きました。

家族にも恵まれていました。入院中にお嬢さんが結婚式を挙げることになり、車椅子で出席したいと言いましたが、病状が厳しくかないませんでした。式の数日前に花嫁衣装の娘さんと紋付き姿

の婚約者が病室に来られて、記念撮影もしていました。そんな家族の支えもあって、自分の築いたものを信じて生きてきたのだと思いました。

ただ、奥さんからお聞きした話には驚きました。病状が悪くなった時に、ベッドの上でパーッと手をあげて「沈んでいく、沈んでいくぅ。誰か引き上げてくれぇ」と叫んだそうです。沈んでいく自分を自分では支えられない。自分を信じて生きてきた彼の限界だったのでしょう。

それから間もなく、亡くなる直前にお顔だけ見せてもらおうと病室にうかがいました。もう言葉は出なくて、手をあげて、ここに座ってくれとベッド脇を指すんです。特段、その男性と親密だったわけでもありません。きっと私の後ろに人間を超えた何者かを見ていたのでしょう。

奥さんから、遺品の整理をしたら、いつも枕元に置いていた手帳の中に聖書の言葉が書き写してあったとお聞きし、それを確信しました。自分を信じて生きてきたけど、最後の最後、自分をどうにもできなくなった時に、自分を超えるものにすがり、つながりたかった。

どんな人も、最期を迎えると「こんなに自分は弱かったんだ」「あんなことをした自分は赦《ゆる》されるのか」などと、元気な時とは全く違った思いが湧き出てきます。「死んだら、どこにいくのか。自分を受けとめてくれるところがあるのか」という質問もよくあります。

キリスト教でいう神でなくても、宇宙だったり大自然だったり、人間を超えた絶対的な存在、英語でいう「サムシング・グレート」とつながっているという安心感を得たいのだと思います。

（3）富も地位も名誉もはぎ取られる、最期の空しさを埋めるもの

自分の生き方に納得して生きてきた人も、最期が近づくと、「自分が軸としてきた価値観は本当に良かったのか」と思い悩みます。

がんで一般病棟に入院していた60代くらいの経営者の方です。「真面目に仕事してきて、経営にも成功し、なるべく公平にしようと社員への分配にも心を配ってきた」と自負しながら、「でも、本当にそれでよかったんか、自分の人生、クエスチョンなんや」とため息をつきました。答えを口にすることはなく、「ところで、あなたはなんで牧師になったん？」と聞かれました。

私は薬学部を卒業して製薬会社に就職しました。そこで、心を病んだ男性社員が上司から無視され続ける、今でいうパワハラを目撃しました。彼はやがて他部署に異動しましたが、そこでも同じような目に遭い、会社のことだけが原因ではなかったと思いますが、会社のビルの屋上から飛び降り、命を絶ちました。

周囲の反応はひどく冷たく、死の原因を男性の弱さのせいにしていました。男性が乗っていた自転車が残されていましたが、「触るとたたりがあるよ」と話す社員もいました。驚くと同時に、何もできなかった自分を激しく責めました。

そんな時、新薬部門で将来を嘱望されていた同期入社の男性が「あの人にもっと聖書の話をして

あげればよかった」と話し、牧師になるために会社を辞めていきました。

見かけはおとなしそうで、大胆な行動をとる人には見えなかったので、とても驚きました。その頃、いろんな人と話す機会があり、必ず宗教的な話が出て「神は存在するのか」「自分の罪は赦されるのか」などの問いが交わされましたが、答えることができませんでした。クリスチャンの家に生まれ、自然に信仰に入った私は「神は存在するのか」と問われても、自分が信じているものを自らの経験を通して、求めている人に語ることができませんでした。それで、語れるようになりたいと神学部に入り直したのです。

製薬会社の最後の出勤日にほかの部の部長さんが食事に誘って下さいました。食事の場で「もし神がいるなら、どうか私に教えて下さい」と頭を下げられたことが強烈な印象として残っています。

そんないきさつを話すと、彼はポロポロと涙を流し「そんな世界があるんやなぁ」と一言だけ話しました。そこに、別の人生の可能性を見ていたのかもしれません。

途中で転院したため、お見送りはできませんでした。転院先を訪れたら、既にガリガリにやせていましたが、とても喜んで下さり、お茶などを出して下さいました。

もう一人、大会社の79歳の会長さんは、肝臓がんでホスピスに入院していました。おしゃれなガウンを着た穏やかな方でした。ホスピスでは週に一度、お茶会があります。ボランティアが歌を歌って、その後、少しお茶を飲んで、私たちが聖書のメッセージを伝えたりするのですが、そこへは欠かさず参加していました。大きな会社のトップだったことは知っていたので、ある時病室で「お元気な時は何をされていたのですか」とお聞きしたら「建設会社にいたけど、形あるものはすべて壊れます」とだけ話し、業績は一切語りませんでした。

その後、家族に聞くと、とても厳しい人で、庭の掃き掃除の仕方が悪いとその人を正座させて叱ったとか、お客さんに周囲のビルを指さし「あれもそれもこれも、ウチの会社が建てた」と自慢げに話したと聞きました。ホスピスでの様子とはあまりにも違っていました。

病気を得た方はよく「はがされていく」「はぎ取られていく」と話します。富も地位も名誉も得た会長さんも、人生の最期に自分を守るそれらがはがされていく感じを持ったのかもしれません。それが空しく、それを埋めてくれるものが欲しくなるのでしょう。

とくに、業績を上げた人は、「社会に貢献できてこそ、価値がある」と思って生きてきたのですから、それができなくなった自分はまさにこれまで否定してきた自分になるわけです。そのために大きなつらさを抱え込むことになるのだと思います。

会長さんは賛美歌が好きで、よく一緒に歌い、そこから、聖書を一緒に読むようになりました。聖書の「見えるものは一時的であり、見えないものは永遠に続くのである」との言葉に深くうなずいていました。亡くなる直前に洗礼を受け、旅立ちました。

（4）裏社会で生きた罪は赦されますか？

「こんな私でも赦されますか？」。死を前にした多くの方から尋ねられる言葉です。

罪責感というのでしょうか、裏社会を生きてきた人ははっきり持っています。59歳の肺がんの男性で、看護師から「この人は何かあるから、話を聞いてあげてほしい」と言われて、訪問しました。抗がん剤治療中で、もうやせていましたけれどもすごく体格がよくて、性格は親分肌で4人部屋ではみんなの世話をしたり、励ましたりする側。病室では話せないからと面談室に行く時も、片手をあげて「ほな、行ってくるわ」という感じでした。でも個室に入った途端、肩をふるわせ泣くんです。「そう遠くないうちに死ぬことは分かってます。いろいろやってきたことがあって、親不孝もしましたし、ほかにもいっぱいありまして、それを持ったまま次の世界に行くのが怖くてたまりません。謝りたい人も、もうこの世におりません」

どんな人か分からないまま、「神様はどこまでも赦して下さる愛の方だから、赦される道はちゃんと開かれていますす」と話すと「それを聞いただけでも楽になりました。なんも分からんもんですから、教えて下さい」「もう死んでしまいたいと……思って。この話を聞かなかったら、そうしたかもしれません。でもそれはあかんのですね」と言い、次の日から聖書を読み始めました。

ある時個室で、いつもは机の下に置いていた手を出しました。指が何本かありません。「極道で、賭博専門でした。借金が1億円になった時に指をつめて足を洗いました。妻にも苦労をかけました」と、泣きながら話してくれました。

化学療法が終わり、外来に移って次の入院はお看取りでした。亡くなる前日に病室で最後のお祈りをしました。お祈りの最後に言う「アーメン」は「本当にその通りだと思います」という意味です。声が聞けるとは思っていなかったのですが、彼は最後に「アーメン、ありがとうございます！」と絞り出すように言いました。本心から赦されたかったんでしょうね。

翌日、最期まで残る聴覚を通じて、神様はあなたを赦していらっしゃると伝えたかったので、看護師や担当医と賛美歌を歌ってお見送りしました。「自分は赦された」と信じて旅立っていかれたのではないかと、私は思っています。

もう一人、体中に入れ墨が入っている男性は「ムショにいた時間がシャバにいた時間より長い」と話していました。がんではなく慢性の病気で、のちに転院されましたが、最期が近いとお祈りにいくと、ベッドの周りはきれいに片付いていて、枕元に前の病院から持っていった聖書だけが置いてありました。

裏社会を生きたような人でなくても、罪責感は多くの人が抱えています。今の80代の方なら、経済的に暮らしが立ち行かないからと、堕胎を選ばざるを得なかった人は多いのです。ふだんは感じていなくても、最期を迎えると心残りとして出てきます。かわいい感じの80代の女性が「初めて言います。私は人殺しなんです。堕胎した私でも赦されますか」と聞くのです。ある男性は、奥さんに「お前なんか、死んでしまえ」と言ったら、本当に屋上から飛び降りてしまったと、おいおい泣きました。こうした重たい話をしばしばお聞きします。

重たければ重たいほど人は背負い切れないのだと思います。誰かに打ち明けて赦されたいとなれば、相手は宗教者になるのでしょう。そして、それを背負って下さる方の存在を伝えるのが私たちの役目なのです。

(5)「天国から子どもを見守る」と、死への恐怖を受け入れる

死への不安で身体症状が出る人がいます。

抗がん剤治療をしたものの子宮肉腫が再発し、余命1カ月と言われ、ホスピスに入院した44歳の女性です。ホスピスでは症状がコントロールされて体が楽になるので、死について考える時間が逆に増えます。

中学生と小学生の3人の娘さんがいました。かわいい娘を残して旅立たなければいけません。「なぜこの年でこんな病気にならなければいけなかったのか」「なぜ、自分だけ死ななくてはいけないのか。このまま生き続けることはできないのか」「死んだら、自分はどうなるのか」と堂々巡りを繰り返し、夫には「オロオロしないで。私がますます不安になる」と怒りをぶつけました。

入院して半月ほどすると手で押さえても止まらないあごの震えが始まり、目を閉じたまま首を縦

か横に振ることでしかコミュニケーションできなくなりました。抗不安薬や抗うつ薬を処方しても、一向に改善しません。

若いころは教会に通って神様を信じていましたが、結婚後はほとんど教会に行くこともなく、宗教は心の支えにならないと感じていました。一方で、人間関係がとても豊かで友人が多く、いろんな相談に乗ってきた人でした。入院した時に「自分の支えは夫。一番大切にしてきたことは人とのつながりや愛です」と話し、それを表すかのように病室に色紙や折り鶴など見舞いの品があふれていました。しかし、夫に「いろいろなものをもらって君の勲章やね」と慰められても「そんなもん、あっても仕方ない」と言い捨てました。それまで自分を支えてきた「人とのつながり」では、死への恐怖を和らげることはできなかったのです。

当初、「藤井チャプレンに来てもらいましょうか」という病院側の提案は退けられていました。ある時、看護師に清拭《せいしき》してもらっているとき、女性が「会えるかな」とつぶやきました。「死後にも子どもと会えるのか」という意味だとさとった看護師は「会えると思いますよ。そういうことを牧師さんに聞いてみたいですか」と返し、女性が私を受け入れることになりました。

そのころは、ほとんど目を閉じ、食事と排泄《はいせつ》以外は起き上がることのない状態でしたが、私が訪れると、彼女はしっかりと目を開き、正面から私を見つめて「余命1カ月だと思っていたのに過ぎてしまい、死の時期が分からなくなって死刑囚のようです」と涙を流しました。間もなく死ぬことは決まっているのに、それがいつか分からない。毎日おびえて過ごす死刑囚と同じだというのです。「遺《のこ》された家族はどうなる」「家族に会えますか」「死んだら私だけがいなくなる」と自分という存在が消えてしまう恐怖を語り、話しているうちにあごが震え出し、手で止めようとしても止められない状況になりました。

私は聖書に沿って「あなたの存在はなくなりません」「死を超えた命があります」と話しました。それを聞き「天国に行って子どもたちを見守ることができる」と思えたことで、彼女の身体症状は治まりました。極限状態の壁に小さな穴が開いて一気に別の世界に入っていくような、劇的な変わり方でした。

それまで死に向き合えなかったのに、翌日には「お葬式は教会でしたいと思っています」と話しました。さらに、着替えてお化粧をして、娘さんたちには内緒で、入学や卒業、結婚式から出産まで、3人の娘の人生の節目に合わせてビデオレターを作り始めました。撮り終えた翌日に急変、3日後に旅立ちました。

その3日間に娘一人ずつと話す時間を取りました。中の一人には、以前、心ない言葉を言ってしまったことを謝りました。母の死後、すぐに別の女性と再婚し、わだかまりが残っていた父にも、育ててもらった感謝の言葉を伝えて和解しました。すべての準備を整え、最期は「お母さんの子どもでよかった。ありがとう。これからはみんなで力を合わせて暮らしていくからね。ありがとう」という言葉に送られて逝きました。

（6）「死ねる薬欲しい」、絶望した患者が見つけた生きる価値

多発性骨髄腫《こつずいしゅ》を発症した61歳のTさんは、揺るぎない価値観を持っていました。「病気の自分は生きる意味がない」というものです。ですから、病気が分かった時に「早く死のう。治療はしない」と決めました。

内科病棟から「治療を拒否する患者さんがいて困っている」と言われ、訪れたのが出会いでした。彼が語る「図式」は明快でした。

「病気の自分は何もできない」→「生きていると迷惑がかかる」→「迷惑がかかる人には生きる意味も価値もない」→「自分が死ぬことが誰にとってもいいことだ」

彼はそう話し、「死ねる薬を1粒置いていってほしい」と自殺をほのめかしました。このように、どれくらい世の中に役立つかという「有用性」を重視する人生観は、現代の多くの人が持っています。実際、Tさんは達成感を求めて、仕事を転々と変えた人でした。話を聞き続けていると、「家族と疎遠になったため誰の世話にもなれない」という強い孤独感と、「本当は意味を見つけて生きたい」という心の叫びが少しずつ聞こえてきました。

自らの価値観で進もうとするTさんに、少しでも違う視点で人生を捉えてもらえないかと考え、「神様がTさんの人生をどのように見ておられるか」を一緒に整理しましょうと提案しました。そ

して、Tさんの話を聴き続けて1カ月、「図式」に変化が現れました。「病気はマイナスだと思っていたけれど、それだけでもないかもしれない。プラスもあるかな」「だから、進むしかないか」と治療を始めました。「どんなに死にたいと望んでも、簡単には死ねない。もしかしたら、自分を生かしてくれる存在があるのではないかと思う」と話しました。「そうした存在について、話を聞かせて下さい」と言われたので「私の薄っぺらい言葉より、聖書の言葉を一つずつご紹介します」と、Tさんと一緒に聖書を読み始めました。

聖書を通して人生を見直していくなかで、Tさんはやがて「生かされている」ことを感謝するようになりました。「自分みたいな人間が、生きるのに必要なものを備えられて生かされていることが奇跡のようだ」としみじみと話すこともありました。

「今が最高に幸せな時間だ」と繰り返し、「恩返ししたい。私にできることはありませんか」と問いかけてきました。私は「できるできないは要りません。そのままの姿で生きることを引き受けてほしい。生きてそこにあることが、生きる意味そのものです。最期まで生き抜く姿を見せて下さい」とお願いしました。

その後、Tさんは入退院を繰り返しました。時折、以前の「図式」に戻ることもありましたが、そのたびに「生かされている」という原点に立ち返り、自分を縛っていた価値観から自由になっていきました。そして苦しみと向き合いながら、珠玉のような言葉をたくさん残してくれました。

「これまで、病気の自分は死んだ方がよいとしか受けとめられなかった。病気になって知った弱さを通して、見えないものが見えるようになった。（死ぬことで）自分を処理するようなことをせず、神にもたれかかって生きればいいと思うようになった」

「今までのことを思うと、今までの方が病気だったと思う。これからが、私の『生きる』スタートです」

「生きてやろうと思わなくても、生きている姿がそのまま誰かの光になったり、道になったりする」

「病気になる前、生きる意味は達成感で、それがなければ死ぬしかないと考えた。でも生かされていることを知って、生きることの価値観が百八十度変わった。大きな達成感はなくても、感謝して生きることが喜びだと思えるようになった」

Tさんとの関わりは5年ほど続きました。洗礼を受けた1年後に旅立ちました。

(7)「祈りは人前での排泄」、恥ずかしがった女性は死を前に…

人生には実にさまざまなことがあります。ひどいことをされて、恨みが残ることもあります。

60代の女性Aさんはがんの化学療法を受け、最期はホスピスで亡くなりました。

「牧師さんと話がしたいという患者さんがいる」と言われ、病室を訪ねました。Aさんは化学療法の最中で、「体はお医者さんに治してもらうけど、心は聖書のことをよく知っている人に話を聞いてもらわないと解決しないと思って、呼びました」といいます。他人に強い恨みがあるようで「どうしても赦せないことがある。こんな気持ちのまま死んでいくのはあまりにもつらい。心が楽になるようにお手伝いをお願いしたいんです」と涙を流しました。「誰かを赦せない」のも、大きなましいの痛みです。

そんな人に「他人を赦せないあなたはいけない」とか「赦せるいい人になりましょう」と言っても意味がありません。自分の力で赦せるならとっくに赦しているからです。

私はAさんに「私は人を赦せない人間ですけど、そんな私をどうにかして下さい」と預ける、委ねる先があると話しました。

人は自己完結しなくてはいけないと思っていて、それができないから苦しい。ですが、最終的には人間ができる領域は決まっていて、そこから先は神様に預けるというか、風呂敷に包んでポイと投げ渡すしかない部分があると思います。キリスト教でいう「委ねる」ですが、神様にすべてを打ち明けて祈るという行為も同じです。

それで祈ることをお勧めしましたが、Aさんはなかなか祈れませんでした。

彼女はミッションスクール出身で英語も得意。ある時、聖書の「あなたの重荷を主に委ねよ」の節を英語で読むと、「委ねる」が「cast（投げる）」と書かれていた。それで「ああ、投げていいんだ」と気持ちが変わり、「初めて祈ることができました」と涙を流しながら安堵《あんど》した表情で話してくれました。

「神様に祈るなんて、人前で排泄するみたいで、汚いところを全部さらけ出すみたいで、恥ずかしくてとてもできなかったんです」と言います。私も「排泄」という言葉には驚きました。Aさんはプライドが高く、自分のいいところだけを見せて生きてきたのかもしれません。「『神様、私をあなたに投げます』とお祈りしたら本当に楽になりました」「10年来の恨みが消えました」「面と向かって『赦す』とは言えないけれど、赦せないしんどさを抱えて生きることはなくなりました」と、恨みから解放されて最期までの日々を過ごし、「今が十分幸せです」という言葉をのこして逝きました。

(8) 生きている、それだけで意味がある

「なぜこの年で死ななければならないのか」「死んだらどうなるのか」といった「たましいの痛み」に苦しむ方々と、どのように関わってきたかを7回にわたりお話ししてきました。

人は、人間同士の関わり、「水平の関係」の中で生きています。それを「垂直の関係」とでも言いますか、宇宙とか大自然とか「人間を超えた何か」といった絶対的存在との関係の中で命や人生を眺めると、見方が全く変わってくると思います。牧師である私にとって、それは神様です。

命を与えた存在が「この時代に、この家族のもとでこうした状態で生きるように」と、この世にあなたを置いて下さった。そう受けとめれば、この世に置かれたこと、「生きてここにあること」

自体に意味があると気づかされます。「自分の人生に意味がない」などと自己否定しても、あなたの存在は絶対的に肯定されているのです。

障害を持って生まれた、病気になった、それでほかの人ができることができない、できなくなった。だから劣った、かわいそうな存在だという人がいます。確かに生きてゆくのにつらいことは多く、治療の苦しみや痛みを負うのは、かわいそうと言えるかもしれません。でも決して「かわいそうな存在」ではありません。

生産性とか効率性、有用性といった価値観に代表される、「(何かが) できる (do)」から価値のある人生で、「できない」から意味のない人生だという考えから距離を置いてほしいのです。人は「そこにいる (be)」だけ、生きているだけで、意味があると知ってほしいからです。

同じことを、みなさんもよくご存じのマザー・テレサがこんな言葉で述べています。「私は神様の手の中の鉛筆に過ぎない。神が考え、神が書くのです」。私はそこにあるだけでいい。私を使って下さるのは神様だから、何かを果たせたかどうか、そんなことは私が判断することではない、ということでしょう。

年を取ると耳が聞こえなくなった、歩けなくなったと不満が出ます。それをマイナスと捉えるのは人間の価値観です。そうではなく、自分で得たものではない聴力や歩行能力をちょっとお返しする、いただいて預かったものを手放し、次々に返していって、最期は魂一つになって、神様のもとに帰ってゆく。

「どうすれば自分の死を受けいれることができますか」とよく尋ねられます。死の受容は、人生が

「与えられたものである」と了解していくときに可能になっていくのでしょう。与えられた命をもって生まれて、生きて、死んでゆく。そのプロセスの中で死を終点と捉えれば、「自分が無くなってしまう」となりますが、帰るのであれば、その先も続きます。私はそう信じ、ここに希望を置いています。（構成・畑川剛毅）

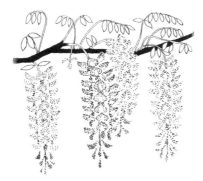

特別編 2 看取りの作法

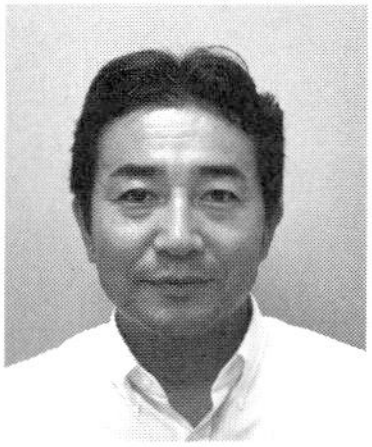

横浜市立大学准教授
日下部明彦さん
1971年、埼玉県生まれ。96年横浜市立大学医学部卒。8年間の消化器内科勤務の後、横浜甦生病院ホスピス病棟長、みらい在宅クリニック副院長を経て、2014年から現職。

看取りの作法1 ──「急変の可能性」は禁句

入院していた肉親が夜間に亡くなり、当直の医師がぼさぼさ頭、素足にサンダル履きで不機嫌そうに病室に入ってきました。家族には初めて見る医師です。名乗りもせず、ぞんざいに脈拍がないことを確認すると携帯電話で時間を確認、「○時○分、死亡確認しました」と事務的に告げます。カルテも見ずに乱雑な字で死亡診断書を書き、そそくさと退室します。

こんな目に遭ったら、故人とお別れする厳粛な雰囲気は台無しです。

30代の頃、病院の緩和ケア病棟の責任者を務めていました。年間に１００人から１５０人が亡くなり、数人の常勤医だけで全員を看取ることはできません。夜間・休日はアルバイトの医師が頼みです。その中に年配の医師がいて、冒頭のような死亡確認を繰り返していました。

緩和ケア病棟の看護師は、よりよい最期を迎えてもらおうと心を尽くしています。その看護師から「あの先生の死亡診断は、私たちが大事に積み上げたケアを最後でぶち壊します。ご家族もがっかりしています」と突き上げられました。かといって、面と向かって忠告してもけんかになるだけです。そこで悩んだ末に「地域の多職種で作る『死亡診断時の医師の立ち居振る舞い』についてのガイドブック」をまとめました。

在宅医や訪問看護師に意見を求めたほか、遺族へのアンケート（有効回答数99）もしました。「死亡診断時に必要」と考えるものを聞くと、家族の思いは明らかです。「少し必要」「必要」「必要不可欠」を足した割合が最も高かったのは「患者の経過を大体知っている」「落ち着いた雰囲気」「よく知らない医師は自己紹介する」。それらに僅差《きんさ》で続くのが「聴診器やペンライトを使い診断する」「診察結果、経過、死因を説明する」「身だしなみが整っている」です。

最も重要なのは「落ち着いた雰囲気」です。それを壊すのが「急変」という言葉。がんでも老衰でも慢性疾患でも、自然の経過で穏やかに亡くなることが多いのです。でも、最期が数日後に迫ったと判断すると、「お別れが近づいています」と言えばいいところを、多くの医師が慣用句のように「急変の可能性があります」と家族に告げます。家族はその言葉に敏感に反応し、急にドタバタ感が出ます。実際に数日後、穏やかに亡くなっても「急変」という言葉に引きずられ、「急に亡くなってしまった」「十分なお別れができなかった」と悔やむのです。

近代ホスピスの創始者ソンダースは「最期の数時間に起こったことが、残される家族の心の癒やしにも、悲嘆の回復の妨げにもなる」と述べています。よい看取りは、よいグリーフケア（悲嘆のケア）への大切なステップです。

看取りの作法 2 ――死亡診断書は最大限丁寧に

（一）でふれた「死亡診断時の医師の立ち居振る舞い」についてのガイドブックの内容をお話しします。多死社会を迎え、主治医以外の医師による死亡診断が増えることを想定してまとめました。実際、夜間に若い医師が初めて訪れたお宅で死亡確認をする例もあります。
準備として、医師は厚生労働省作成の「死亡診断書記入マニュアル」の最新版に必ず目を通します。

呼吸停止の連絡があったら、蘇生術を希望しないことを確認、慌てた様子ならば救急隊を呼ばず待つことと到着までの時間を伝えます。

カルテを確認し、患者さんのフルネームを覚え、病名や闘病期間などを確認し、病気の流れを把握します。身だしなみを整える必要もあります。最低限、襟付きのシャツを身につけ、素足、サンダル、スニーカーは避け、派手な色の服は着ないなど、家族への配慮が大切です。

部屋に入ったら、所属と名前を名乗ってあいさつし、忙しそうにせず、落ち着いたムードを作ります。

死亡診断の際の態度は、生きている患者と同じように接し、「自分が家族を失ったらどうしてほしいか」と家族の気持ちを思いやることが必要です。要は事務的にならないように配慮することです。聴診器を当てて心音と呼吸音の停止を、ペンライトを使って瞳孔の散大と対光反射の消失を確認し、衣服、布団を丁寧に元の状態に戻します。

診察の際は家族に近くに集まってもらい、一連の動作は家族に分かるようにゆっくり行います。携帯電話での死亡時刻の確認は失礼に当たると考える看護師が多いことから、腕時計や部屋の時計で死亡時間を確認し「お亡くなりになりました」「旅立たれました」など、死亡したことが確実に伝わる言葉で、家族に死亡を告げます。

診断後、家族が泣いている場合は落ち着くまでしばらく時間を取り、経過、死因を話します。この時、患者の容体を主治医から詳しく聞いていたと伝えることが重要です。

死亡診断後に家族と話す際のポイントは３つです。亡くなる直前の下顎《かがく》呼吸を見て苦しそうと感じる家族が多いことから、患者本人は苦しくなかったこと、「長い闘病、お疲れさまでした」など、患者への尊敬の気持ちを表現すること、「ご家族のみなさまも、よく頑張りましたね」などと、家族へのねぎらいの言葉をかけることです。こうした声かけを行うことで、家族は感情を表に出しやすくなります。

最後に死亡診断書を書きます。乱雑な書き方は絶対にしてはいけません。患者さんに関わる最後の公文書です。冥福を祈り、上手でなくても最大限丁寧に書くことを心がけます。

看取りの作法 3 ――死期の予測こそ医師の務め

二度にわたって死亡診断時の医師の態度を話してきましたが、医師にはさらに大事なことがあります。それは死期を予測することです。医師にとってもつらいことですが、最も重要な医師の務めです。

患者さんが「あとどれくらい生きられるか」の予測を専門用語で「予後予測」といいますが、がん、老衰、慢性疾患によって正確さに違いがあります。がん患者の場合、余命が1〜2カ月以内になるとほぼ正確に予測できます。老衰や慢性疾患は経過が長く症状の進み方も千差万別で、がんに比べると精密度が劣ります。それでも、あと1〜2週間程度なのか、数日なのかは予想できます。

これを、医療スタッフと共有し、ふさわしい医療・ケアの計画を立てます。同時に残された時間を家族に伝えることも重要です。

余命を知ることは家族にもつらいもの。それに配慮し、誠実に伝えます。がん患者の家族に「余命は１カ月程度です」と伝えると「それなら頑張って自宅で看取ります。きちんと伝えてもらってありがとう」という反応が多いのです。患者の死が予測できなかった時に遺族の悲しみが長期化・深刻化して病気に発展しやすいことも知られています。

伝える際の言葉も重要です。

老衰であれば、随分やせてきた、座ってお茶を飲んで静かにしていた人が眠る時間が多くなった、食べる量が減ってきた、一日中うとうとしていて、ほぼ水しかとらなくなった……などの進み具合で、残り時間がほぼ予測できます。

医師も人間です。死期を告げるのは心苦しいのです。だからつい「何が起きてもおかしくありません」とか「急変の可能性があります」という遠回しな表現を使ってしまいますが、これでは家族には伝わりません。

例えば「亡くなる経過をたどり始めています。１週間程度で（数日のうちに）お別れがくると思います」という言い方は伝わりやすいと思います。

併せて、死期を伝えるのは、亡くなるまでの時間をより有意義に過ごしてほしいと願ってのことであること、家族がぎりぎりまで患者にできることも伝えて下さい。例えば、患者の聴覚は最後まで残っていて、好きな音楽をかけたり話しかけたりすると、反応できなくても患者には伝わっている、といったことです。

ＷＨＯ（世界保健機関）の定義では、緩和ケアにはグリーフケアも含まれています。遺族が患者の死を健全な形で受け入れ立ち直っていけるように、診断から患者の死後までサポートするのが緩和ケアです。家族の心情に配慮しつつ余命を正確に伝えることは、遺族の今後のために医師にしかできない最善のサポートだと信じています。

看取りの作法4――最期の意思、「セリフ集」で推定

最後は、よりよい看取りに向けて、肉親を見送る家族のあるべき姿を考えてみましょう。

「一分一秒派」とでも言えばいいのか、いつまでも生きていてほしい、とにかく肉親を死なせたくないと、死の間際まで濃厚な医療を求める方がいます。緩やかに衰え、今まさに天寿を全うしようとしている父親の鼓動が弱くなったのをモニターで見て「なぜ、心臓マッサージをしないのか」と医師に詰め寄る息子さんや、水も受け付けなくなった母を見て、「最後に点滴もしてくれないのか」と怒る娘さんが典型です。そうした例は、肉親が衰えていく経過を知らず、亡くなる直前に遠方から駆けつける人に多いように思います。

自然の営みの中で、亡くなる経過をたどっているのです。心臓マッサージをしても、父親が蘇生することはありませんし、末期の点滴はむくみを発生させ、母親を苦しめることもあります。

医師は、効果のない医療、患者の利益にならない医療を提供してはいけません。「この段階の心臓マッサージは効果がありません」ときっぱり言うべきです。現実は家族の言葉に抗し切れず望む

ままに医療を提供する傾向があります。後で「何もしてくれなかった」と非難されるのを嫌がる心理も働いているでしょう。

どんなふうに弱り、亡くなっていくのか、その中で必要な医療は何で、逆に何が過剰な医療なのか、医師が事前に情報を提供し、家族の側も考えてみてほしいと思います。

私が「引き算の医療」と呼ぶ、医療処置を施さない選択肢を家族に示すことこそ医師のプロフェッショナルとしてのあるべき姿だと思います。

考えてほしいのは「本人がその医療を望むか」です。そこで重要になるのが、終末期に本人が何を望むかを事前に話し合っておくことで、アドバンス・ケア・プランニング（ＡＣＰ）や「人生会議」（１４０ページ参照）と呼ばれます。ただ、改まって終末期について話すのは気が重いですし、きっかけもなかなかないものです。

そこで、私が重要だと感じているのは「セリフ集」です。医療ドラマで延命治療に苦しむ患者の姿を見て「あんなふうになってまで生きたくない」と言ったとか、友人の訃報《ふほう》に接して「どうせ一度は死ぬんだから、俺は楽に逝かせてくれよ」とつぶやいたなどの、何げない言葉のかけらをなるべくたくさん、それを話した状況とともにためておくのです。

最期が近づいたら、セリフ集を読み返し、家族で額を集めて「本人はここまでの医療は望まないのでは」などと意思を推定する。セリフの積み重ねが人柄や人生観を浮かび上がらせ、本人の望む医療を実現し、悔いの少ない見送りにつながると思います。（構成・畑川剛毅）

あとがき

死が満載されている本書をお読みいただいた感想はいかがでしたか。「こんな病院や施設で看取られたい」もあれば、身近な人の最期を思い出して「実際の死は、こんなきれいごとでは済まないのでは」と思われた方もいらっしゃるかもしれません。本書がきっかけになって、いつか必ず来る自分の最期に思いをめぐらせ、併せて故人の最期を思い出し、しのんでいただけたなら、それだけでこの本の目的の大半は達成されたのではないかと考えています。

本書のもとになった「それぞれの最終楽章」は今も連載を続けています。読者から寄せられる感想は、その回で取り上げた内容の是非や感想よりも、肉親を見送った時の具体的な様子の〝報告〟が目立ちます。時に便箋何枚にもわたって続く大部なものもあります。そして、そのほとんどに「精いっぱいやったつもりだけれど、本当にああいう見送り方でよかったのか」という後悔にも似た気持ちが吐露されています。「誰にも言えなかったけれど、やっとこの気持ちをはき出すところを見つけた」という思いがにじんでいるように感じます。

「最期を思う重要さ」に気づいたきっかけは、本書、2章に登場するがん看護専門看護師で京都大学大学院教授の田村恵子さんとの出会いでした。前の部署で2016年にいわゆる「終末期医療」についてインタビューした際、田村さんは、がん看護20年の経験から「死は誰にでも平等に訪れるのに、日本人は自分の最期を考えることを忌避《きひ》しすぎです。死から目をそらし、いざその時が訪れるとおろおろする。死への恐怖だけで一杯になり、したいことができない人も多い。もったいない」と具体的な事例を交えて語ってくれました。その通りだと思うと同時に、具体的な症例がいずれも示唆に富んでいてとても興味深く、「症例集だけで連載に値する」と感じました。

その後、be編集部に移り、17年秋ごろ、佐藤陽記者が「様々な看取りの事例を紹介する企画を始めたい」とbeの紙面改革会議で提案、私も前述の考えでいたことから、「医療・介護の専門家らがどんな看取りをし、何を考えているかを連載するのは、超高齢社会の今だからこそ意義がある」と二人で改めて提案しました。奇しくも二人の記者が同じことを考えていたことになります。部員の中から「土曜の朝に看取りの話は重たくないか」という慎重な意見も出ましたが、多くのデスク、部員が賛同してくれました。

連載のタイトルを決めるのはいつも難しいのですが、当初、私たちは「ミトリ（看取り）ストに聞く大往生」や「人生の最終章」を考えていました。「直に死をイメージさせ、読者が引いてしまうのでは」といった懐疑的な意見があり、さらに考えて、音楽にたとえた『それぞれの最終楽章』としました。取材協力者や医療・介護関係者から「やわらかいイメージで、とても良いですね」と評価をいただいています。

「それぞれの最終楽章」を続けるのは、他の連載とは違った苦労があります。まず、語り手をどなたにお願いするか。すでにご登場いただいた専門家と重ならず、なるべく幅広い方を対象にし、その後絞り込んでゆく必要があります。看取りは医師だけが担当するのではなく、実に多くの職種の方が関わっているのだと、取材を通じて改めて感じています。

人選が決まれば、具体的な症例にそってお話をうかがいますが、ここからがまた難題。時には、一つの具体例について1時間以上語っていただくこともあり、載せたいエピソードがてんこ盛りです。どれを選び、どれを削れば、限られた行数の中で過不足なく最期の様子が伝えられるか、これはどんな原稿でも同じですが、苦吟せざるをえませんでした。また、永別にはどうしても悲しみが伴います。いたずらに読者を悲しみに誘わないよう、事実経過とその間の心の動きを淡々と書くことを他の原稿以上に心がけました。

取材をお願いする際に、どなたかが「要するにこれは、MEMENTO MORI（メメント・モリ＝ラテン語で〈死を思え〉〈自分がいつか必ず死ぬことを忘れるな〉といった意味の警句）の連載ですね」とおっしゃいました。いろんな看取りのケースを取り上げていますが、まとめると、メメント・モリになる。言い得て妙だと思うと同時に、連載の意義深さを改めて感じています。

取材の数だけ、人の末期《まつご》に触れました。連載を続けて2年以上になりますが、自分自身の「死に対する意識」がかなり変わってきていると感じています。病気の経緯から、最期の様子や言葉までうかがっていると、死が他人事ではなくなったのは確かです。少なくとも「自分もいつかは死ぬ」と素直に感じるようになりました。その延長で「きょうも一日穏やかに生きられた」と日々に感謝できるようになり、「一日を粗末にするような生き方はできないな」と以前より強く思うようになりました。そして「自分なら、どんな最期を（選べるなら）選びたいか」を折りに触れ、考えるようにもなりました。それがこの連載を手がけた最大の収穫だと思っています。

朝日新聞be編集部「それぞれの最終楽章」取材班　畑川剛毅

本書は朝日新聞土曜別刷りbeの連載「それぞれの最終楽章（朝日新聞デジタルの医療サイト・アピタル用に加筆した２０１８年４月15日〜２０２０年３月８日掲載分）」を再構成して、書籍化したものです。

本文写真／朝日新聞社
装画・本文イラスト／花岡 幸
装幀・本文デザイン／柳沼博雅（GOAT）

佐藤　陽（さとう・よう）
1967年生まれ。慶應義塾大学法学部政治学科卒業。米・ジョージワシントン大学政治学部卒業。91年、朝日新聞社入社。大分総局、東京本社学芸部（現・生活部）などを経て、現在、文化くらし報道部・be編集部記者。横浜総局時代に、超高齢化の現場を追った「迫る2025ショック」を長期連載、『日本で老いて死ぬということ』（朝日新聞出版）にまとめた。本著は、その続編ともいえる。2007年より、早稲田大学理工学術院非常勤講師（「産業社会のメンタルヘルス」担当）。

畑川剛毅（はたかわ・たけし）
1960年生まれ。慶應義塾大学文学部卒業。83年、読売新聞社入社、経済部などを経て89年、朝日新聞社入社。経済部次長、asahi.comデスク、オピニオン編集部などを経て、2017年9月より文化くらし報道部・be編集部記者。著書に『線路にバスを走らせろ』（朝日新書）、共著に『負動産時代』（朝日新書）。

看取《みと》りのプロに学《まな》ぶ 幸《しあわ》せな逝《ゆ》き方《かた》

2020年9月30日　第1刷発行

著　者　佐藤 陽　畑川剛毅
発行者　三宮博信
発行所　朝日新聞出版
〒104-8011 東京都中央区築地5-3-2
電話　03-5541-8814（編集）
03-5540-7793（販売）
印刷所　大日本印刷株式会社

ISBN978-4-02-331915-8
定価はカバーに表示してあります。